CONTRIBUTION A L'ÉTUDE

DES

RÉTENTIONS D'URINE

CHEZ LA FEMME

PAR

Le Dr A. BARBIN

DE LA FACULTÉ DE MÉDECINE DE PARIS

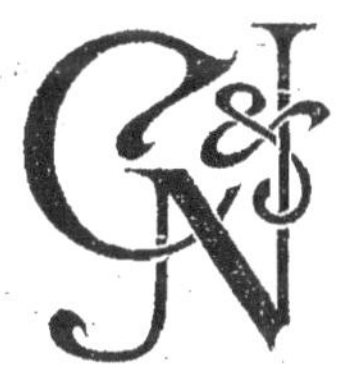

PARIS

GEORGES CARRÉ ET C. NAUD, ÉDITEURS

3, RUE RACINE, 3

1901

CONTRIBUTION A L'ÉTUDE

DES

RÉTENTIONS D'URINE

CHEZ LA FEMME

PAR

Le Dr A. BARBIN

DE LA FACULTÉ DE MÉDECINE DE PARIS

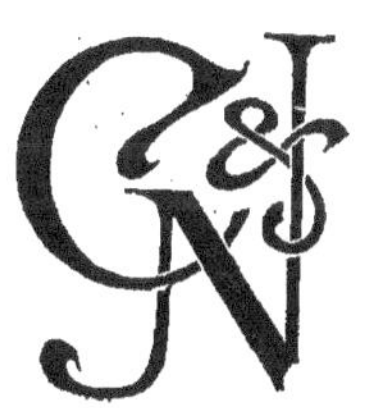

PARIS

GEORGES CARRÉ ET C. NAUD, ÉDITEURS

3, RUE RACINE, 3

1901

INTRODUCTION

Les rétentions d'urine en général ont été fréquemment l'objet d'études spéciales. Elles l'ont été beaucoup plus souvent chez l'homme que chez la femme. Nous n'avons pas l'idée de reprendre une étude déjà faite des rétentions chez la femme. Le but que nous nous proposons est beaucoup plus modeste, nous voudrions seulement montrer ce que la clinique permet de déceler chez certaines malades atteintes de rétention d'urine. Nous ne voulons nous attacher qu'à un certain groupe de rétentions, chez la femme, qui cliniquement présente une physionomie toute spéciale et, par conséquent, mérite d'être différencié pour former un chapitre à part dans le cadre si vaste des rétentions d'origine vésicale.

Avant d'aborder notre étude nous voulons montrer comment nous sommes arrivé à la conception d'un groupe spécial de rétentions. Notre plan sera donc d'envisager d'abord les moyens pratiques de porter un diagnostic pathogénique de rétention et de procéder ensuite à l'examen clinique de nos malades.

Dans une première partie de notre travail nous

devons d'abord rappeler dans ses grandes lignes quelle est la physiologie pathologique de la rétention d'urine.

Nous insisterons ensuite sur l'examen des malades, nous attachant surtout à montrer la nécessité de ne négliger aucun détail ; cela est, en effet, la condition voulue pour éviter une erreur d'appréciation dans la cause de la rétention. Cet examen s'il n'est rigoureux et très méthodique expose à passer à côté d'un phénomène capable d'expliquer tous les symptômes observés. Nous devrons donc montrer quelle a été notre méthode de travail et comment nous avons examiné les malades que nous avons rencontrées. Ce sera l'objet de notre second chapitre.

Connaissant dès lors les différentes affections susceptibles de produire la rétention, il nous restera à démontrer dans une troisième partie que le type qui nous intéresse et que nous avons seulement en vue se différencie de tous les autres. Ce type clinique diffère absolument de ceux que l'on est habitué à observer chez la femme. L'examen local et l'examen général de la malade ne donne rien qui puisse expliquer le phénomène vésical et nous autoriser à lui donner place dans un des groupes déjà établis.

Les rétentions d'urine qui forment l'objet de notre thèse peuvent être, — nous parlons ici au point de vue clinique, — comparées, nous semble-t-il, à ces rétentions d'urine que l'on rencontre chez les prostatiques sans prostate et que notre maître M. Guyon a classées dans ses cliniques sous le nom de prostatisme vésical.

Est-ce-à-dire que nous voulons décrire chez la femme

un type entièrement analogue à celui des prostatiques ?
L'idée en serait tentante au point de vue de l'étude générale de la sénilité sur l'appareil urinaire. Mais en l'état
actuel de la question il nous semble impossible encore
d'établir un parallèle aussi catégorique ; nous voulons
d'ailleurs nous limiter à ce que nous avons trouvé à l'examen de nos malades.

Quelle que soit la dénomination qui convienne à ce
type de rétention qui, *a priori*, paraît due à une modification sénile du muscle vésical de la femme, il serait
imprudent de vouloir préciser ce que l'étude pathogénique et les constatations anatomo-pathologiques faites
dans des cas analogues pourraient seuls démontrer.

Nos faits auxquels manquent la durée prolongée de
l'observation et la considération des recherches anatomo-
pathologiques ne nous permettent pas d'aller au delà de
ce qu'ils nous indiquent. Ils sont et ne peuvent être
qu'une contribution clinique.

Nous ne saurions entrer dans le fond de notre sujet
sans nous acquitter d'un devoir de reconnaissance envers
tous ceux qui nous ont guidé et instruit au cours de nos
études médicales.

M. Broca fut notre premier maître, c'est auprès de
lui que nous avons appris les premiers éléments de la
chirurgie à l'hôpital Trousseau.

Nous n'oublierons jamais la sollicitude avec laquelle
M. le Pr Pinard nous a enseigné pendant un an la pratique si délicate des accouchements.

Nous sommes heureux d'avoir été l'élève de MM. les

P^rs Quénu, Dieulafoy et de M. Thibierge auquel nous devons nos connaissances des maladies cutanées et syphilitiques.

Enfin nous remercions du fond du cœur tous nos maîtres et en particulier MM. Petit, Chevalier, Launay, Albarran, Michon.

Que M. Pasteau veuille bien accepter l'expression de nos sincères remerciements pour l'amitié qu'il nous a toujours témoignée. C'est lui qui nous a donné l'idée de ce travail et guidé de ses bienveillants conseils.

C'est à la consultation des voies urinaires de l'hôpital Necker que nous avons rencontré et examiné les malades dont nous publions les observations. Nous le devons à notre vénéré maître M. le Pr Guyon dont nous avons été l'externe pendant un an et qui nous a permis de mettre encore à profit pendant ces derniers mois les nombreux documents de sa clinique; qu'il veuille bien recevoir le témoignage de notre respectueuse et profonde gratitude pour tout ce qu'il a fait pour nous et pour l'honneur qu'il nous fait en acceptant aujourd'hui la présidence de cette thèse.

PHYSIOLOGIE PATHOLOGIQUE
DES RÉTENTIONS D'URINE

Lorsque l'on étudie la pathogénie de la rétention d'urine en général on voit que toujours le facteur initial est constitué par une lésion empêchant l'acte de la miction. Nous voulons donc montrer dans ce chapitre ce qu'est l'acte physiologique de la miction, nous pourrons en déduire immédiatement les causes capables de la troubler et de produire en particulier la rétention.

Pendant la miction il y a lieu de considérer au point de vue physiologique deux influences contraires. L'une active due au pouvoir de contraction des muscles de l'abdomen et du muscle vésical, l'autre passive due à la résistance formée par l'urètre et les tissus péri-urétraux.

Que la force active de l'expulsion soit diminuée pour une cause quelconque, que la résistance passive de la force d'excrétion se trouve au contraire augmentée, la rétention d'urine surviendra, c'est là le premier point qu'il faut établir.

L'URÈTRE FORME UN OBSTACLE TROP PUISSANT

On voit par tous les travaux sur les rétentions en

général, que c'est l'urètre qui est l'obstacle le plus fréquent à l'émission de l'urine. Dans ce cas l'obstacle est toujours créé soit par la diminution du calibre lui-même, soit par la diminution de la dilatabilité du canal urétral.

Chez l'homme, la longueur du canal, la présence de la prostate sont des conditions qui favorisent considérablement la fréquence des rétentions. Chez la femme, si l'urètre est plus court, par contre, sa situation, la fréquence des tumeurs pouvant le comprimer dans le petit bassin sont des facteurs particulièrement intéressants.

La diminution du calibre de l'urètre et son peu de dilatabilité se produisent sous des causes multiples que pour la commodité de la description nous classerons suivant qu'elles siègent :

1° A l'intérieur du canal ;

2° En dehors du canal ;

3° Dans la paroi même de l'urètre.

1°. **A l'intérieur du canal.** — L'obstruction est constituée par la présence de corps étrangers ou de calculs par exemple, formant quelquefois un obstacle infranchissable et ne laissant s'écouler aucune goutte d'urine. Ces cas ne sont pas rares et sont ceux où l'on rencontre le plus souvent la rétention complète. A la présence du corps étranger s'ajoute une inflammation du canal qui se contracte et devient imperméable.

2°. **En dehors du canal.** — Dans ce cas, c'est généralement par compression de l'urètre aplati contre la symphyse pubienne. Cette compression est due surtout à des tumeurs développées dans les organes voisins et en particulier de l'utérus et du rectum. Nous y reviendrons dans le chapitre suivant.

3°. **Dans la paroi même du canal.** — Le mécanisme de l'obstruction de l'urètre peut s'effectuer de deux façons : soit qu'une tumeur se développe dans la paroi urétrale et vienne comme les précédentes obstruer l'urètre de dehors en dedans, comme dans les néoplasmes malins, les polypes ; soit que la paroi ne puisse plus se dilater par lésion cicatricielle, comme dans tous les rétrécissements ; soit enfin que les fibres musculaires restent contractées, comme dans le spasme par exemple.

Quelle que soit l'obstruction si la vessie, force passive, n'est plus suffisante à vaincre l'obstacle, la rétention apparaît. Rétention incomplète si l'obstacle se laisse tant soit peu forcer ; complète dans le cas contraire.

LA VESSIE N'A PAS ASSEZ DE FORCE DE CONTRACTION

L'obstacle urétral peut être forcé par le pouvoir de contraction du muscle vésical. Il n'en est pas de même si la vessie est lésée dans sa structure : l'organe d'expulsion impuissant à lutter contre la force passive de l'urètre se laisse dilater et comme dans le cas précédent la rétention d'urine en est le résultat.

La physiologie du muscle vésical montre que le muscle agissant par sa force contractile pour expulser l'urine, sa distension par atonie ne peut donc être due qu'à deux causes : 1° le muscle vésical lui-même est anatomiquement lésé ; 2° ses centres nerveux sont détruits ou paralysés.

Dans le premier cas c'est le muscle qui est atteint. Il peut l'être de deux manières différentes : soit par dégénérescence néoplasique à la suite d'une infiltration de dedans en dehors d'une tumeur primitivement intravésicale ou de dehors en dedans par propagation d'un néoplasme voisin, soit par dégénérescence fibreuse, par sclérose et étouffement de la fibre musculaire au milieu de la prolifération du tissu conjonctif péri ou intrafasciculaire.

Dans le second cas la vessie ne peut plus se contracter faute d'influence nerveuse alors que dans le premier cas c'est le muscle qui ne peut plus réagir à cette influence.

Trois ordres d'affections peuvent retentir sur l'innervation de la vessie : 1° les affections nerveuses caractérisées, c'est-à-dire dues à un trouble anatomique déterminé comme dans le tabes ; 2° les affections nerveuses mal connues et en particulier l'hystérie ; 3° les affections générales agissant sur les centres nerveux de la vessie par un processus obscur mais indéniable, au cours des infections graves et des intoxications, comme dans le saturnisme.

La vessie et l'urètre chez la femme ont une structure et des rapports qui modifient l'aspect clinique des rétentions et les rendent absolument différentes de ce qu'elles sont chez l'homme.

Nous avons déjà parlé de l'urètre dont la situation à la partie antérieure du vagin le met en rapport avec les traumatismes et les affections de cet organe. La vessie moins contractile que chez l'homme est encore plus immédiatement sujette aux variations physiologiques de l'appareil génital de la femme.

Nous verrons que ces données ont une importance capitale sur la pathogénie des rétentions d'urine survenant chez elle.

Des différentes modalités de la rétention d'urine.

Quelle que soit la raison étiologique de la rétention, qu'elle apparaisse par trouble urétral ou vésical, elle se présente cliniquement sous différents aspects.

D'une façon générale la rétention peut être complète ou incomplète. Complète lorsque la vessie est distendue à son maximum. Incomplète lorsque la vessie se vide imparfaitement et qu'il y a résidu après la miction.

Chacun de ces groupes présente également des modalités qui varient suivant qu'il y a perméabilité plus ou moins grande de l'urètre, ou distension plus ou moins considérable. Chaque rétention varie suivant sa pathogénie et la résistance du muscle vésical.

Dans la rétention incomplète on rencontre deux modalités fréquentes : la première est la rétention incomplète sans distension, la malade urine, mais après la miction il reste un résidu que souvent on ne décèle que par le cathétérisme immédiatement fait après la miction, le résidu est cliniquement inappréciable et ne se révèle par aucun symptôme fonctionnel. La seconde est la rétention incomplète avec distension : la malade urine mais à un moment donné la vessie cesse de se contracter et demeure distendue par une certaine quantité très appréciable d'urine.

Dans la rétention complète deux modalités également :

1° Rétention complète sans miction, la vessie se dilate sans aucune tentative de résistance : la compression des organes abdominaux en est la conséquence et la vessie peut même éclater sans que l'urètre ait laissé passer une goutte d'urine ;

2° Rétention complète avec miction. La vessie distendue finit dans ce cas par vaincre l'obstacle urétral et la malade urine « par regorgement », sa vessie restant distendue et n'évacuant que ce qu'elle ne peut plus contenir.

Chez la femme la rétention peut présenter toutes ces modalités. La rétention complète sans miction est toutefois l'exception. Le canal urétral chez elle est trop distensible pour ne pas laisser passer une goutte d'urine, il faut qu'un obstacle infranchissable, un calcul, une tumeur vésicale, un rétrécissement serré vienne obstruer complètement l'urètre. Ces cas sont extrêmement rares.

MOYENS D'INVESTIGATION PERMETTANT
D'ARRIVER AU DIAGNOSTIC

La physiologie pathologique des rétentions en général montre l'importance d'une méthode précise d'investigation.

Nous voulons dans ce chapitre montrer notre façon
d'opérer dans la succession d'examens que réclame
l'étude de la rétention d'urine. La séméiologie de ce
symptôme, nous venons de le voir, implique un nombre
important de considérations étiologiques que le praticien
ne doit point perdre de vue.

Chez la femme, en particulier, ces notions étiologiques sont d'une importance capitale ; nous en devinerons
l'intérêt, à la difficulté que nous aurons d'interpréter les
cas qui nous intéressent et dont les causes nous semblent
des plus obscures.

Nous envisagerons donc ici la série d'examens qui
doivent successivement être faits, indiquant pour chacun
d'eux la raison qui nous les impose et les indications
qu'ils peuvent nous fournir.

Cet exposé doit être fait de la même façon que l'on
procède au lit du malade ; il nous paraît donc utile de
bien préciser la méthode à laquelle nous avons eu re-
cours et qui donne, d'une façon pratique et relative-

ment rapide, les renseignements cliniques nécessaires au praticien pour établir un diagnostic étiologique.

En présence d'une malade atteinte de rétention d'urine, le médecin est amené après un court interrogatoire sur l'évolution du symptôme à faire l'examen local ; l'examen général ne se fait qu'en second lieu, nous en dirons la raison.

EXAMEN LOCAL

Cet examen porte sur l'urètre d'abord, sur la vessie ensuite :

1º **Examen de l'urètre.** — Nous ne pouvons ici que nous reporter à l'examen diagnostic des troubles urétraux tel que M. Pasteau en a fait la description dans son travail sur le rétrécissement de l'urètre chez la femme.

Cet examen doit être fait méthodiquement, dit-il, « en entrebâillant la vulve, on examine le méat et on « voit s'il existe des végétations, quel est leur siège « précis. »

« Après avoir lavé la région et frotté avec un tampon « d'ouate trempé dans une solution antiseptique, il faut « doucher le méat entr'ouvert avec la seringue et laver « l'urètre à canal ouvert sous une pression plus ou « moins forte ; il est alors permis d'introduire l'ins- « trument du diagnostic, c'est-à-dire l'explorateur à « boule. »

Le cathétérisme de l'urètre renseigne immédiatement sur l'état des parois urétrales modifiées par un rétrécissement vrai ou cicatriciel, empêchant toute exploration par un spasme quelquefois difficile à franchir. Nous verrons quels peuvent être les éléments pathologiques pouvant entraver ce cathétérisme au chapitre suivant.

Ajoutons cependant ici que, bien souvent, le cathétérisme chez la femme et surtout chez la femme âgée doit être fait avec douceur : une sonde non huilée peut être la cause seule de la résistance de l'urètre. Parfois le mauvais état de la paroi vésico-urétrale gênera aussi l'exploration. Dans la majorité des cas, en faisant pousser la malade « comme pour aller à la selle » et non en lui disant d'essayer d'uriner, l'explorateur ou la sonde passera par redressement de courbures anormales de cette cloison ou par cessation d'une contraction du sphincter.

2° **Examen de la vessie.** — L'exploration de l'urètre terminée, une sonde est introduite dans la vessie. La malade ayant uriné avant l'examen, le liquide qui s'écoule chez la femme en rétention doit être recueilli dans un verre aseptique, mesuré et mis de côté pour être examiné. Nous reviendrons plus tard sur l'importance de cet examen des urines qui doit être fait chimiquement et histologiquement.

Nous savons comment il faut agir vis-à-vis d'une grande rétention, nous y reviendrons également. Il est possible dès lors de connaître la capacité de la vessie, pour ce faire, il est nécessaire d'introduire avec une seringue du liquide aseptique et tiède.

L'examen à la sonde ordinaire permet donc de se rendre compte de deux choses : la quantité de la rétention, la capacité vésicale. A cette dernière s'ajoute un troisième fait, la sensibilité à la distension et surtout au contact.

La sensibilité au contact, par le choc de la sonde, a son intérêt en ce qu'il montre l'intégrité de la muqueuse vésicale, ou la susceptibilité nerveuse du sujet. Mais ces données varient suivant les sujets chez lesquels on ne trouve même aucune lésion vésicale. Cet examen d'ailleurs doit être fait d'une manière plus précise par le manomètre ; il a en effet sa valeur, quoique un peu schématique, surtout dans certains cas particuliers, vessie irritable, où les symptômes qu'ils révèlent sont une indication diagnostique importante.

Avant de retirer le liquide introduit dans la vessie, il importe de pratiquer l'exploration avec l'explorateur métallique de Guyon et à ce propos nous ne ferons que citer ce que notre maître dit de cette exploration plus difficile et plus délicate chez la femme « mal soutenues « du côté du vagin, les parois de la vessie sont très « dépressibles et limitent de ce côté une cavité considé- « rable. Pour y descendre, il faut non seulement « redresser l'instrument, mais élever le manche, il est « très facile de ne pas sentir une pierre volumineuse « qui déprime la paroi inférieure et se cache dans les « plis de la surface interne de la vessie. »

3º **Manométrie vésicale.** — Les renseignements que fournit l'examen vésical que nous pouvons faire doivent être complétés, nous l'avons vu dans certains cas où ces renseignements nous paraissent insuffisants. Le mano- mètre est plus sensible et donne ainsi que l'a montré

Genouville des notions très exactes du pouvoir musculaire de la vessie, de sa contractilité et de sa sensibilité.

Nous nous sommes servi du manomètre de Genouville modifié par le Dʳ Courtade. Ce manomètre mériterait une description détaillée, par sa simplicité et son
côté pratique permettant à tout clinicien de le posséder.
Nous ne ferons que le décrire dans ses grandes lignes.

Trois tubes en caoutchouc sont reliés par un robinet à
trois effets. Le premier tube reçoit le liquide à injecter
dans la vessie examinée, le second communique avec
l'appareil manométrique, le troisième est relié avec la
sonde vésicale.

L'appareil manométrique est simplement composé
d'une bouteille à deux tubulures dont l'une tient au tube
de communication et reçoit la pression venue de la
vessie. Cette pression d'air, le tube manométrique ayant
été privé d'eau, agit sur le liquide contenu dans le fond
du récipient. Dans ce liquide plonge le tube gradué qui
marquera en colonne d'eau la pression vésicale.

Sur un sujet normal la vessie distendue et éprouvant
la sensation impérieuse de besoin, le manomètre marque
environ 150 centimètres cubes de pression. Nous verrons
en rapportant l'examen manométrique de nos malades
quels sont les résultats que l'on peut tirer de cet examen.

Chez la femme nous devons nous rappeler toutefois
que la vessie est capable de plus de distension que celle
de l'homme.

Les résultats que nous avons obtenus ont certainement une valeur diagnostique indiscutable. Mais, nous
ajouterons que, en général, il faut tenir compte de la

variabilité de ces résultats chez les différents sujets, et les différents examens faits d'un jour à l'autre et cela aussi bien chez le sujet sain que chez le sujet malade.

La manométrie vésicale porte sur la contractilité et la sensibilité de la vessie. Dans le cas particulier des rétentions la recherche de ces deux propriétés du muscle vésical est du plus haut intérêt, nous le verrons à propos des malades dont nous publions les observations.

4° **Examen cystoscopique.** — Nous ne voulons pas ici revenir sur la valeur de la cystoscopie vésicale. Dans tout diagnostic où la vessie paraît lésée le cystoscope est un moyen d'investigation maintenant courant.

Tous nos examens ont été faits à l'aide du cystoscope de Nitze. M. Pasteau a bien voulu nous initier au maniement délicat de cet instrument et contrôler lui-même les résultats de nos examens.

EXAMEN GÉNÉRAL

Ces premières investigations peuvent permettre en bien des cas de porter un diagnostic précis ; mais il peut se faire que les renseignements tirés de l'examen local soient insuffisants. Il faut en chercher d'autres dans l'examen général ou compléter ceux déjà obtenus.

Cet examen porte sur tout l'ensemble de l'organisme et demande à envisager toutes les affections possibles capables d'agir par un processus quelconque sur la fonction vésicale.

Nous avons vu que pendant l'examen que nous avons fait comment les relations intimes de l'appareil urinaire avec les organes contenus dans le petit bassin pouvaient jouer un rôle capital dans l'apparition des rétentions d'urine.

L'exploration du petit bassin est donc le premier à faire après l'examen vésical proprement dit. Le toucher vaginal combiné avec la palpation, le spéculum, renseignent sur l'état des organes pelviens et en particulier de l'utérus et du vagin. S'il y a écoulement vaginal purulent ou hémorragique, il doit être recueilli afin d'être examiné.

Le palper combiné peut faire prévoir un diagnostic de par l'état de l'utérus et des annexes, du rectum en arrière. Le toucher vaginal permet de se rendre compte de la souplesse de l'urètre, de son degré de sensibilité.

Cet examen est d'autant plus précieux que le doigt arrive en contact direct avec presque toute la face inférieure de la vessie.

Pratiqué avant le sondage il peut même renseigner sur le degré de rétention. La vessie même peu distendue donne une sensation spéciale d'une netteté parfaite dans des rétentions même légères.

Si l'on arrive à conclure que la gêne dans l'émission de l'urine ne peut être attribuée à aucune lésion urétrale, vésicale, ni à une modification pathologique d'un organe du petit bassin ou de l'abdomen. L'examen général proprement dit s'impose de fait.

La séméiologie de la rétention d'urine due à une affection générale de quelque nature qu'elle soit constitue une revue d'ensemble. Nous ne pouvons ici, traiter chacune des maladies au cours desquelles la rétention d'urine apparaît.

D'une manière générale elles ne peuvent être dues qu'à des troubles portant soit sur le muscle lui-même soit sur son innervation. Dans la pluralité des cas la pathologie nerveuse en est le facteur, les maladies infectieuses, les intoxications peuvent la produire.

Nous ne ferons que les passer en revue dans le chapitre suivant.

Nous verrons combien l'esprit méthodique des recherches doit être la base de ces examens cliniques. En présence d'un symptôme analogue le médecin doit être guidé dans ses déductions autant par le souvenir des différentes affections pouvant agir sur la vessie d'une façon ou d'une autre que par le résultat de ses moyens d'investigation.

CLASSIFICATION DES RÉTENTIONS D'URINE
CHEZ LA FEMME

La pathogénie des symptômes de la rétention d'urine, nous venons de le voir, peut en clinique donner éveil à des interprétations diverses.

En nous limitant déjà aux cas où la rétention apparaît chez la femme, nous ne devons jamais perdre de vue ce que la physiologie pathologique nous a appris.

C'est précisément ce qui nous amène à retracer dans ses grandes lignes la classification des rétentions d'urine chez la femme.

Nous ne pouvons envisager chaque modalité étiologique accompagnée de ses symptômes différentiels. Mais à propos de chacune d'elles nous mentionnerons les traits caractéristiques qui nous intéressent et spécialement à propos de l'examen local de ces malades. La raison qui nous détermine à cette revue rapide aura son explication au moment de l'examen clinique des femmes en rétention dont nous publions les observations.

Les causes capables de produire, chez la femme, la rétention d'urine sont de trois sortes:

1° Causes locales;

2° Causes réflexes;

3° Causes générales.

I. — Rétentions dues a une cause locale

Par rétentions d'urine dues à une cause locale, nous voulons parler de celles qui ont comme facteur une lésion portant directement sur l'un des deux organes de la miction, urètre et vessie.

Du côté de l'urètre, nous avons vu que la diminution du calibre dérivait de trois catégories d'affections différentes : les spasmes, les malformations congénitales et les rétrécissements, enfin les tumeurs de l'urètre.

Si nous nous reportons aux nombreux travaux dont ces affections ont été l'objet (Le Fort, Blum, Bouloumié, Pasteau, etc.), nous voyons combien les variétés en sont nombreuses. Chacune d'elles présente une série de symptômes particuliers sur lesquels nous ne pouvons nous étendre.

Ces cas quels qu'ils soient se diagnostiquent toujours par le cathétérisme et pour beaucoup d'entre eux simplement par l'examen du méat et le toucher vaginal. La rétention d'urine survenant alors n'offre que rarement une difficulté diagnostique considérable.

Le spasme urétral, par son siège, correspondant au bord inférieur du sphincter strié à dix ou douze millimètres du méat est certainement celui qui peut dans certains cas demander une grande habitude du cathétérisme. L'absence de ressaut en retirant l'explorateur, caractéristique du rétrécissement vrai, le passage d'une grosse sonde là où une bougie filiforme ne passe pas, le nervosisme plus ou moins accentué du sujet en sont les caractères différentiels. Nous ne faisons que citer ici les spasmes dus à une lésion avoisinante (ulcérations anales, vaginales, etc.).

Les malformations congénitales, les déviations de l'urètre accompagnant les fistules vésico-vaginales sont d'un diagnostic facile.

Les rétrécissements de l'urètre étudiés par Genouville, Pasteau et qui ne sont pas si rares ainsi qu'ils l'ont montré, présentent dans la majorité des cas un diagnostic suffisamment net pour arrêter le clinicien, nous ne faisons que renvoyer à ces travaux eux-mêmes.

L'urètre de la femme peut être comprimé par des tumeurs siégeant dans le canal; les polypes sont les plus fréquemment rencontrés, nous savons les services de l'endoscopie dans des cas analogues.

Des tumeurs avoisinant l'urètre peuvent enfin comprimer le canal, les fibromes, les kystes de l'ovaire prolabé, les tumeurs de la cloison urétro-vaginale, les kystes du vagin : le diagnostic en est toujours fait par le palper combiné au toucher, le mécanisme de la rétention est assez simple et explique également les rétentions vésicales par compressions de tumeurs développées dans le petit bassin.

Du côté de la vessie il en est de même que pour l'urètre.

Les causes locales de rétention ne retentissent que de deux manières sur la vessie, en agissant mécaniquement c'est-à-dire en obstruant l'orifice urétral de la vessie, ou par lésion musculaire et par conséquent destruction de la tonicité vésicale.

Les calculs vésicaux, les corps étrangers de la vessie sont les facteurs de ces premières rétentions. Les autres ont pour raison des lésions plus diverses et plus complexes.

La dégénérescence du muscle vésical est le fait de la localisation d'un processus infectieux ou néoplasique. La tuberculose urinaire, les cystites de toute nature finissent par atteindre, par sclérose musculeuse, l'organe tout entier de la muqueuse à la musculeuse. Les néoplasmes divers en se généralisant modifient pareillement le pouvoir de contraction vésicale. Dans les néoplasmes cependant le mécanisme de la rétention peut quelquefois être dû à la présence d'un débris obstruant l'orifice vésical, ces cas sont rares.

Quoi qu'il en soit, les lésions vésicales locales sont toujours d'un diagnostic facile par les symptômes fonctionnels même d'infection vésicale, par la cystoscopie surtout. L'examen local suffit généralement.

Nous devons enfin parler des troubles de la miction survenant au cours de lésions nées des organes voisins de la vessie, du petit bassin en particulier.

Ces tumeurs par envahissement atteignent le muscle vésical qui dégénère et perd ses propriétés physiologiques.

Les néoplasmes utérins, rectaux sont les plus fréquents (Routier, Michon, Picard, Pozzi). Les connexions vasculaires si intimes entre les organes du petit bassin en sont l'explication logique. Nous ne les citons que pour mémoire, l'influence directe en est manifeste et le diagnostic des plus simples.

RÉTENTIONS DUES A DES CAUSES RÉFLEXES

Ces rétentions ont été complètement décrites par Boissard et Legueu. Dans l'article de Legueu qui étudie ces causes en les dénommant influences dynamiques ou réflexes, elles sont divisées en deux groupes suivant qu'elles se présentent à l'état physiologique ou à l'état pathologique.

1° **A l'état physiologique.**

Les relations pathologiques, dont nous avons déjà parlé plus haut, entre l'appareil génital et l'appareil urinaire chez la femme, suffisent à expliquer la majeure partie de ces troubles de la miction.

Cette solidarité pathologique existe aussi à l'état physiologique et permet de concevoir les rapports entre la menstruation, la grossesse et la rétention d'urine.

Ces rétentions ont eu des interprétations différentes suivant les auteurs qui en ont relaté plusieurs exemples (Guyon, Grattery, Escat, Rechl, Zukerkandl). Elles existent et les observations n'en sont pas rares, leur pathogénie, qu'elle soit mécanique ou psychologique, doit se rapprocher de celles qui surviennent à l'état pathologique.

2° **A l'état pathologique.**

Au cours des métrites et des salpingites la rétention, assez rare il est vrai, se rencontre quelquefois. Dans ces cas la vessie réagit aux poussées congestives qui lui sont

transmises par les connexions vasculaires (Guyon). Zukerkandl et Jacobs ont constaté à l'endoscope l'injection vasculaire du bas fond vésical.

Il n'en est pas de même des rétentions qui succèdent
aux opérations gynécologiques depuis les plus graves
jusqu'aux plus bénignes, depuis la laparotomie la plus
compliquée jusqu'au simple curettage. Toute opération
portant sur un organe quelconque du petit bassin (fissure
à l'anus, ablation d'hémorroïdes, etc.) peut être une
cause de rétention.

Legueu et Genouville ont démontré que dans tous les
cas cette atonie vésicale n'est que momentanée. Au bout
de quelques jours la contractilité reparaît et les mictions
redeviennent normales et complètes. L'examen général
de ces malades et l'examen local portant sur les modifications de la contractilité et de la sensibilité vésicale
montrent que ces rétentions sont le résultat d'une sorte
d'hystéro-traumatisme local. L'intervention chirurgicale
n'agit alors que comme agent provocateur de l'hystérie
du sujet (Legueu).

Ces parésies réflexes se rapprochent et s'identifient à
celles qui surviennent après certains accouchements normaux (Rechl).

Parmi les troubles d'origine réflexe nous devons enfin
parler ici des rétentions consécutives aux affections de
tout l'appareil urinaire. Nous voulons parler de ces rétentions d'origine extra-vésicale dont la lithiase rénale est
l'exemple le plus frappant, l'hydronéphrose et les
néphrites du côté du rein. L'urétrite simple du côté des
voies d'excrétion.

La solidarité pathologique qui existe entre les différents organes de l'appareil urinaire et sur laquelle M. Guyon insiste dans ses cliniques rend compte de la pathogénie de ces rétentions. Cette pathogénie implique un processus vasculo-inflammatoire ou réflexe analogue à celui dont nous venons de parler précédemment.

RÉTENTIONS DUES A UNE CAUSE GÉNÉRALE

Dans cette troisième catégorie se trouvent certainement, et surtout chez la femme, les causes les plus fréquentes de la rétention d'urine. La rétention due à une cause générale mériterait l'étude des nombreuses affections susceptibles de la produire. Cette question de séméiologie embrasserait une partie considérable de la pathologie générale.

Une classification en est d'autant plus difficile qu'il est presque impossible d'appliquer à chaque affection particulière un mode spécial d'influence sur la miction.

Dans la plupart des cas nous devons ignorer le processus de la rétention d'urine survenant. Il nous faudra donc envisager la question en considérant successivement celles qui se produisent :

1° Dans les affections générales d'ordre infectieux ou toxique ;

2° Dans les affections nerveuses caractérisées ;

3° Dans les affections nerveuses mal connues, dans les névroses.

Si schématique que soit cette division, et peu en rapport avec l'anatomie pathologique de la plupart d'entre

elles, il nous semble que cet ordre présente des avan-
tages cliniques dont nous verrons la valeur.

1° Dans les affections générales.

Ce chapitre a été l'objet d'une thèse remarquable
(Camescasse, 1886). L'auteur a étudié toutes les rétentions médicales des urines en dehors des affections du
système nerveux.

Dans la partie préliminaire de son travail, il a étudié
et recherché de quelle façon il était possible d'expliquer
ces troubles de la miction. La physiologie pathologique
de ces rétentions apparaissant au cours de toutes les
affections médicales lui a fait reconnaître cinq modes
différents :

1° Absence de besoin ;

2° Destruction ou annulation du centre réflexe céré-
bral ;

3° Annulation du centre moteur médullaire de
Budge ;

4° Excitation du centre moteur du sphincter ;

5° Perte de la contractilité des muscles de la vessie,
indépendamment des troubles nerveux.

Ce serait évidemment sortir de notre programme de
passer en revue les différentes affections se rattachant à
chacune de ces causes. Nous nous sommes borné, en effet,
à une étude clinique qui ne nous permet pas une série
d'interprétations souvent difficiles d'ailleurs.

L'examen local qui nous intéressait particulièrement
nous fait voir que toujours la gêne de la miction est le
résultat de la paralysie vésicale, la vessie se dilate sans

besoin, le cathétérisme est facile, il y a perte de la contractilité et de la sensibilité.

Ajoutons enfin que les symptômes qui caractérisent
les intoxications, et l'intoxication saturnine qui en est le
cas le plus fréquent, les maladies infectieuses graves
suffisent à porter un diagnostic étiologique suffisant.

2° Dans les affections nerveuses caractérisées.

Nous voulons parler ici des affections nerveuses dont
les lésions anatomiques sont à peu près nettement déter-
minées, comme dans le tabes, la sclérose en plaques, les
paralysies brusques traumatiques et myélitiques. Lorsqu'elles retentissent sur la vessie le résultat constant en
est la paralysie et l'expression clinique la rétention.

Ces rétentions se présentent avec toutes les modalités
que nous avons vues, elles peuvent s'établir brusquement, insidieusement, mais toujours elles sont la
conséquence de la paralysie du muscle vésical. L'évolution symptomatique seule en diffère avec l'affection nerveuse (Charcot, Fournier, Féré, Geffrier, Guyon).

Parmi ces affections, l'ataxie locomotrice est certainement celle que l'on rencontre le plus fréquemment.
Elle est également celle qui, au moment de l'étude pathogénique de nos malades, fera l'objet d'un diagnostic
difficile et délicat.

Dans l'ataxie, en effet, la parésie vésicale est un des
symptômes les plus fréquents. Il est même un des phénomènes importants, puisque Fournier, 98 fois sur 224
cas, a montré que la rétention peut être la première
manifestation du tabes sans aucun autre symptôme patho-

gnomonique. Aussi fait-il remarquer que chez tout malade atteint de rétention d'urine, il faut penser à l'ataxie. L'examen local des vessies parésiées chez les tabétiques a été pratiqué par Genouville qui a recherché quels pouvaient être les troubles de la contractilité et de la sensibilité vésicale. Il a démontré que toujours, les deux propriétés du muscle paraissaient décroître parallèlement. Presque dans tous les cas il est nécessaire d'injecter 4 à 5oo grammes de liquide pour amener le besoin d'uriner, et à ce degré de distension, le manomètre marque 5o centimètres cubes d'eau au lieu de 15o centimètres cubes chez l'homme sain.

Dès le début de l'affection alors que les troubles de la miction ne se traduisent que par des timidités, des retards de cette miction avec émission d'un mince filet d'urine ; l'examen manométrique montre déjà la déchéance du muscle vésical quant à sa contractilité et à sa sensibilité.

Plus tard, l'incontinence, puis la rétention complète avec miction par regorgement peuvent survenir, mais l'examen local marquera systématiquement les mêmes troubles qui caractérisent la vessie tabétique.

Dans la paralysie générale, dans la sclérose en plaques, la rétention se rencontre quelquefois. La pathogénie présente des divergences nombreuses. Pour Charcot, Geffrier, elle est due au spasme de l'urètre pendant la période d'excitation, à la paralysie de la vessie pendant la période de dépression. L'examen local diffère donc à ces deux périodes. Mais nous devons dire que dans ces affections les symptômes qui les accompagnent évitent le plus souvent un examen inutile.

Dans les autres affections de la moelle et du cerveau, dans les compressions de la moelle par fracture, gibbosité, la lésion médullaire amène la paralysie de la vessie, plus fréquemment l'incontinence. Mais ici, de même que dans les paraplégies lentes et les traumatismes cérébraux, l'examen général suffit amplement à porter un diagnostic facile du trouble urinaire.

3° **Dans les névroses.**

Dans les grandes névroses, chez les psychopathes, les troubles de la miction sont parmi les symptômes les plus fréquents. Ils portent à la fois sur la contractilité et la sensibilité de la vessie (Lebreton, Fouquet, Geffrier).

Dans l'hystérie qui est certainement comprise parmi les causes les plus communes de la rétention, l'examen local de l'urètre et de la vessie présente des caractères distinctifs nettement marqués.

La paralysie vésicale peut se rencontrer accompagnant la paralysie intestinale ou de toute autre partie de l'organisme. Elle peut exister seule également. Quel en est le mécanisme? On l'attribue généralement à l'anesthésie et en particulier à l'anesthésie de la muqueuse urétrale produisant non l'incontinence ce qui semblerait logique mais la rétention (Mathieu). L'examen par le cathétérisme révèle en effet presque toujours l'insensibilité urétrale.

Il n'en est pas de même dans ces rétentions, momentanées d'ailleurs, d'ordre psychique. Dans ces cas de « bégaiement urinaire » par exemple, la contractilité vésicale est affaiblie mais c'est le fait de la volonté du sujet en imposant à ses centres moteurs vésicaux et faisant perdre à la vessie son tonus habituel (Janet).

Le spasme urétral rencontré chez les névrosés a une origine toute semblable ; l'influencè psychique est le facteur initial et montre encore l'importance considérable de l'examen général de ces malades. Examen sur le détail duquel nous ne voulons pas parler ici.

Genouville dans ces recherches manométriques a montré la différence qui existe chez les vessies de sujets hystériques. Anatomiquement indemne de toute lésion, la vessie, dans toutes les observations qu'il a publiées, présentait une dissociation de ses deux propriétés : contractilité et sensibilité. Dissociation qui en est le fait dominant et permet de les distinguer des vessies normales et ataxiques.

A une distension de 5 à 600 grammes de liquide, le manomètre marque 3 à 5 centimètres cubes d'eau au lieu de 150 centimètres cubes. Il y a donc diminution de la contractilité encore plus marquée que dans les vessies tabétiques. Au contraire la sensibilité vésicale est considérablement exagérée. La sensation de besoin apparaît vers 200 grammes en moyenne et à la distension complète prend une intensité qui dépasse de beaucoup l'envie que ressent un sujet normal.

Malgré cette hypersensibilité, le spasme urétral est assez considérable pour mettre la vessie peu contractile en distension. C'est dans ces cas que l'on retrouve le plus souvent les stigmates caractéristiques de l'hystérie ou de la dégénérescence.

Terminons enfin en disant un mot des névralgies idiopathiques et symptomatiques. Névralgies idiopathiques marquant un stade plus ou moins avancé de l'état nerveux du sujet. Névralgies symptomatiques d'une lésion agissant par réflexe sur les organes de la miction et dont le traitement suffit à amener la disparition. La rétention rare, mais pouvant survenir, est expliquée par l'examen de la vessie indemne de toute lésion et l'examen minutieux et méthodique de l'état général du sujet.

Ces deux derniers groupes rentrent dans la catégorie de ceux que M. Guyon a appelé les « faux urinaires » (Estrabaut). L'appareil urinaire est intact, et ces malades se présentent avec des troubles symptomatiques de maladies de l'urètre et de la vessie.

———————

ÉTUDE CLINIQUE

Peut-on faire rentrer dans un groupe quelconque chacune de nos malades atteintes de rétention d'urine?

C'est précisément ce que nous ne pouvons admettre actuellement.

Il existe un type de malades atteintes de rétention d'urine qui ne peuvent y rentrer cliniquement sans vouloir faire démontrer aux examens ce qu'ils ne prouvent pas. Nous nous occuperons uniquement de ces cas-là.

Les observations en sont certainement peu fréquentes puisque dans l'espace de six mois et en recherchant celles que nous avons pu recueillir nous n'avons pu réunir que cinq observations. Mais il faut ajouter que nous n'avons voulu publier que celles dont l'examen a été fait complètement.

Notre but dans ce travail est de montrer par l'analyse de quelques observations quel fut notre mode d'investigation et comment après les examens de nos malades nous avons été amené à un ensemble de vues sur la pathogénie de ces troubles urinaires.

Dans ce chapitre nous désirons faire une description, aussi exacte que possible de notre mode d'investigation portant sur l'interrogatoire de la malade d'abord, sur son examen local ensuite, et enfin sur son examen général.

Nous terminerons par quelques mots sur l'évolution clinique et le traitement employé dans ces cas particuliers.

Interrogatoire des malades.

Si nous nous reportons aux observations de nos malades nous faisons une première constatation : c'est que ces femmes ont toutes passé la ménopause, elles ont entre 55 et 73 ans. Leur âge ne leur permet pas des occupations fatigantes, elles s'occupent de leur ménage et vivent au milieu des leurs.

Lorsqu'elles viennent consulter, elles se présentent toutes en racontant à peu près la même histoire au sujet de l'apparition de leurs troubles urinaires.

Depuis quelque temps déjà, sans qu'elles puissent rattacher à un fait quelconque l'origine de leur maladie, elles ont vu petit à petit que leurs mictions devenaient de plus en plus fréquentes et difficiles. Depuis cinq ou six mois, un an même elles ont remarqué que cette fréquence marquée au début la nuit était apparu dans la journée. Après chaque miction peu abondante à la fois, le besoin disparaissait mais pour revenir bientôt au bout d'une heure ou deux, quelquefois impérieux.

La miction est peu douloureuse, elles ont remarqué cependant qu'il leur fallait faire effort pour uriner. Le jet d'urine leur a aussi semblé moins fort et les dernières gouttes se répandaient sur la vulve en la mouillant plus que de coutume.

Ces troubles ne survinrent pas avec une régularité croissante et en augmentant d'intensité. Quelquefois elles sont restées pendant plusieurs jours sans souffrir en urinant. C'est ce que nous voyons chez deux de nos malades chez lesquelles le début de l'affection semble remonter à deux ou trois ans (Obs. II et III).

Apparition de la rétention.

Tant que les symptômes fonctionnels n'ont été constitués que par la fréquence des mictions, intermittente d'ailleurs, les malades ne s'en occupaient que peu ou pas. Tels les prostatiques ; elles avaient vu que l'exercice, la marche en particulier facilitait les mictions et en faisait disparaître la fréquence, elles savaient que la nuit ou après un repos prolongé leur vessie fonctionnait mal.

Leurs urines claires ne laissant aucun dépôt au fond du vase, l'absence de douleurs, leur bon état général ne les invitent pas à consulter. Et ce n'est que plus tard, lorsqu'elles souffrent, lorsque leur vessie après la miction reste douloureuse et ainsi qu'elles le disent « leur ventre grossit », qu'elles viennent consulter.

C'est alors qu'elles ont de la rétention. Peut-être en avaient-elles auparavant mais sans distension, maintenant leur vessie dilatée réagit, elles souffrent continuellement.

Le plus souvent elles ont trouvé un médecin qui les a sondées, a lavé leur vessie pendant quelques jours ; elles se sont cru guéries parce que tout phénomène douloureux a disparu et qu'elles urinent mieux. Mais bientôt tout reparaît avec des symptômes plus accusés et venant d'elle-même ou envoyées par leur médecin elles arrivent à l'hôpital.

Dans l'observation IV, nous voyons au contraire la rétention d'urine survenir brusquement. Notre malade avoue sans doute que depuis quelques semaines elle avait des envies plus fréquentes surtout la nuit; mais jamais elle n'a souffert en urinant ou entre les mictions, ce n'est que la veille du jour où elle vint à la clinique qu'elle vit survenir tout à coup la rétention complète de ses urines.

Les symptômes fonctionnels se réduisent donc à ce seul fait que la vessie est distendue et douloureuse qu'il y ait miction ou non. A ces symptômes fonctionnels locaux s'ajoutent des troubles généraux.

Ces troubles généraux dépendent de la forme de rétention, nos malades en rétention incomplète étaient surtout inquiètes et déprimées par la douleur. L'état général de nos malades en rétention complète rappelle celui de l'état général des prostatiques non infectés mais intoxiqués du fait de la stase urinaire. A propos des deux observations II et IV nous avons eu l'occasion de voir en effet que le tableau clinique ne différait en rien des malades atteints de rétention aiguë de quelque nature qu'elle soit. La pesanteur au niveau du « bas-ventre », les douleurs à l'anus irradiant dans les lombes et les membres pelviens, ajoutés à la lassitude due aux efforts répétés et à l'angoisse qui les tient en constituent le tableau clinique bien spécial.

Nous n'avons cependant pu noter chez aucune d'elles ni chaleur de la peau ni température élevée, ni hoquet ni odeur urineuse. Mais vraisemblablement l'évolution de rétentions identiques permet de concevoir l'état de ces malades privées de traitement.

La symptomatologie des rétentions dont nous nous occupons n'offre donc rien qui puisse nous permettre de les différencier. Bien au contraire, nous venons de voir qu'elles évoluent de la même façon que les rétentions chroniques survenant dans toutes les affections générales infectieuses ou nerveuses.

Nous devons donc espérer en l'examen local de nos malades pour l'établissement d'un diagnostic positif.

Examen local.

Un cathétérisme est d'autant plus indiqué que les malades le réclament pensant être guéries par cette intervention, élément de diagnostic pour nous.

L'inspection de la vulve et du méat ne révèle rien, une sonde passe facilement dans le canal de l'urètre et il s'écoule une certaine quantité d'urine. Chez toutes nos malades ces urines étaient claires ou légèrement troublées par la présence d'une certaine quantité d'urates. Nous sommes de ce fait renseigné sur la qualité et la quantité du liquide retenu. Cette quantité varie de 150 à 1 200 grammes.

Ce premier examen nous renseigne donc sur la non obstruction du canal de l'urètre qui n'est pour rien dans le mécanisme de la rétention. En faisant pousser les malades nous avons constaté qu'elles n'avaient pas de cystocèle ; reste la vessie. Dans quel état se trouve-t-elle ?

Au moment du premier examen deux cas peuvent se présenter : la rétention est considérable. Une évacuation

complète de la vessie serait une faute opératoire (Obs. II
et IV). Dans ces deux cas notamment nous avons suivi
la ligne de conduite à tenir dans toutes les rétentions
complètes, suivant en cela les indications de M. Guyon.
La vessie doit être vidée lentement et progressivement.
L'examen complet du muscle vésical est donc impossible
séance tenante et doit être remis au lendemain et même
mieux au surlendemain lorque la distension a diminué.
C'est ce que nous avons fait. — La rétention est moins
considérable et ne dépasse pas 3oo grammes environ!
Dans ces cas nous pouvons vider et laver la vessie puis
procéder à l'examen de l'organe.

Le cathétérisme et la sonde elle-même, nous le savons,
peuvent aider à apprécier la sensibilité de la vessie au
contact. Elles sont sensibles mais non douloureuses.
Nous verrons que cette sensibilité n'a rien d'exagéré,
de même au palper bimanuel. La capacité vésicale et sa
sensibilité à la distension sont mieux appréciées en faisant la manométrie.

La vessie se vide normalement et un lavage fait à la
suite n'offre aucune difficulté. Mais il faut noter que la
pression paraît peu considérable, le jet d'urine par la
sonde n'a pas de force, l'urine n'est pas projetée ainsi
que cela se produit chez un sujet nerveux ayant un
spasme de l'urètre ou chez un calculeux dont l'orifice
aura été momentanément obstrué. L'analogie est frappante au contraire avec le peu de force de projection
d'urine des prostatiques.

Nous noterons ici une manœuvre particulière permettant d'apprécier grosso modo la pression vésicale.

En relevant l'extrémité de la sonde urétrale, au-dessus du pubis on peut constater à quelle hauteur le jet d'urine peut s'élever et dans ces cas particuliers nous avons toujours pu prévoir des résultats confirmés par l'examen manométrique.

L'exploration métallique que l'on peut faire immédiatement sans toutefois être d'une nécessité absolue ne présente aucune difficulté et montre que la vessie est indemne de tout corps étranger et une fois de plus son peu de sensibilité chez la femme surtout où cette manœuvre est plus difficile que chez l'homme.

Avant de procéder à l'examen direct nous devons faire le toucher vaginal et l'examen au spéculum. Dans nos cinq observations nous avons remarqué le peu de sensibilité de la vessie au palper.

On ne trouve rien au toucher, la souplesse des parois n'est plus comme à l'état normal, il semble qu'il y ait un peu de sclérose des parois vaginales. L'utérus comme chez toutes les vieilles est petit, dur, mobile, les annexes se sentent difficilement. Seul le rectum comblé de matières fécales pouvait-il chez deux de nos malades attirer l'attention, mais il ne peut à lui seul être une cause de rétention et notamment chez celles où nous l'avons rencontré, leur rétention était incomplète et la distension moins considérable que chez les autres. L'ampoule rectale n'était pas assez dilatée pour former une tumeur assez volumineuse pour comprimer le col vésical ou l'urètre. Un lavement nous a permis de voir d'ailleurs le rectum sain. Nous n'avons pas le droit de supposer d'ailleurs que l'atonie intestinale si fréquente chez la femme, et qui chez nos malades datait de la même époque que les phénomènes urinaires, puisse être attribuée à une cause identique.

La palpation abdominale nous permet de constater la souplesse du ventre après l'évacuation de la vessie.

Examen cystoscopique.

Chez nos deux malades en rétention aiguë avec distension considérable ce ne fut qu'au bout de deux ou trois jours d'évacuations progressives et de lavages consécutifs que l'examen cystoscopique fut fait.

Comment avons-nous procédé ? Quel fut le résultat de l'examen ?

Chez nos cinq malades, dont M. Pasteau a bien voulu faire lui-même l'examen, le cystoscope de Nitze fut employé après injection dans la vessie de 140 à 150 grammes de liquide.

Le résultat fut toujours à peu près le même ; nous pouvons le résumer à ceci pour les cinq examens :

Vessies à colonnes, colonnes longitudinales surtout très marquées à l'union de la face antérieure et de la face postérieure de la vessie. Colonnes transversales moins nombreuses limitées à la partie inférieure de la paroi postérieure : muqueuse saine sur tous les points. Quelques légères varicosités visibles seulement chez deux de nos malades (Obs. I et II) et situées au niveau du bas-fond vésical et au niveau du col. Orifices urétéraux normaux, pas de dilatation urétérale. On voit l'urine sortant normalement des deux côtés.

Pouvons-nous dès maintenant arrêter l'examen et

porter un diagnostic? Cela nous paraît impossible. L'unique donnée pathogénique consiste en la présence de vessies à colonnes, c'est-à-dire en voie de dégénérescence scléreuse. Nous savons et nous reparlerons dans le chapitre suivant du peu d'importance qu'il faut y attacher dans ces cas de rétention chronique.

Examen manométrique.

L'examen manométrique permettra de chercher plus loin et de voir si une influence nerveuse n'agit pas sur le muscle vésical.

Nous avons déjà dit quel fut le manomètre employé. L'examen de nos malades fut donc fait dans le but de rechercher quelles pouvaient être les modifications de la contractilité et de la sensibilité vésicale.

Si nous prenons l'ensemble des résultats obtenus chez nos malades nous voyons immédiatement que la contractilité vésicale est notablement diminuée. Aussi bien chez la malade dont la rétention avait été de 1 200 grammes d'urine que chez celle dont le résidu n'a jamais été supérieur à 100 grammes. L'injection de 250 à 300 grammes ne donnait qu'une envie médiocre d'uriner, la sensibilité vésicale n'indiquait un besoin véritablement impérieux qu'à l'injection de 400 grammes de liquide boriqué tiède. Il y a diminution de la sensibilité à la distension de même qu'à la pression, même dans les vessies qui avaient été distendues d'une façon considérable comme dans nos deux observations.

Le manomètre a montré plus de divergence dans l'étude du pouvoir de contractilité de ces vessies. La moyenne était à 3oo grammes de 25 à 3o centimètres cubes au lieu de 15o centimètres cubes chez un sujet normal. L'écart toutefois a été manifeste et varie à la fois non seulement chez les différents sujets mais aussi sur chacun d'eux dans les différents examens que nous avons pratiqués les jours suivants.

Toutefois, l'infériorité du muscle vésical quant à son pouvoir de contraction était manifeste dans tous les cas et quels que soient les écarts que nous ayons observés dans nos examens successifs.

Donc nous avons trouvé, diminution de la sensibilité et de la contractilité. Nous verrons dans le chapitre suivant en quoi cette diminution diffère des examens faits sur des vessies ataxiques et nerveuses.

Examen de la tension artérielle.

Nous savons les rapports qui existent entre la tension artérielle et la contractilité vésicale chez les prostatiques. Il était donc indispensable de faire l'examen de nos malades à ce point de vue.

Procédant ainsi que l'ont fait Genouville et Pasteau nous voyons d'après nos observations que cet examen nous a donné dans tous les cas des résultats analogues. La tension variait de 9 à 11 centimètres de Hg au lieu de 14 en moyenne chez les sujets dont la contractilité vésicale est bonne.

Nous pouvons donc conclure que chez toutes nos malades il y avait hypotension artérielle. Hypotension coïncidant précisément comme chez les prostatiques avec l'hypocontractilité vésicale.

Nous verrons quel compte il faut tenir de cette constatation dont l'interprétation physiologique est délicate et présente un intérêt diagnostique d'ordre général sur lequel nous reviendrons.

Examen des urines.

L'examen chimique et bactériologique des urines ne nous a jamais donné de résultats.

Ni sucre, ni albumine, quelques urates dans deux cas. Ce fait est d'autant plus important que nous savons maintenant, après le travail d'Estrabant, combien peut être difficile le diagnostic de ces rétentions glycosuriques qui avant ces dernières années paraissaient à peu près ignorées.

Examen général.

Ces données insuffisantes pour l'établissement d'un diagnostic nous forçaient à examiner en détail chacune de nos malades. C'est ce que nous avons fait en nous rappelant chaque fois le nombre considérable d'affections nerveuses susceptibles de les produire.

Nos malades ne présentaient aucun symptôme d'une intoxication quelconque due à une infection générale ou locale éloignée ou à une intoxication comme le saturnisme par exemple.

L'examen du système nerveux de nos malades et de leurs antécédents personnels et pathologiques devait terminer nos investigations.

Nous n'avons rien trouvé chez elles qui puisse permettre d'invoquer une susceptibilité particulière de leur système nerveux. Les réflexes étaient normaux chaque fois que nous les avons examinés, elles ne présentaient ni troubles visuels, ni anesthésie pharyngée ni périphérique ; aucun signe d'ataxie : ni douleurs fulgurantes ni démarche spéciale.

Leur passé pathologique, et nous n'avons aucune raison d'évoquer un doute sur leur réponse, paraît intact. Aucune d'elles n'a eu de maladies graves, de couche difficile suivie de troubles urinaires. Toutes ont déclaré n'avoir eu ni urétrite, ni vaginite. Il nous a été impossible de retrouvrer chez aucune d'elles un stigmate de syphilis ; rien dans leurs antécédents héréditaires.

Évolution clinique.

Le tableau que nous venons de faire a-t-il, par la suite des phénomènes morbides consécutifs, quelque chose qui puisse nous aider à établir un diagnostic quelconque.

Nous avons suivi pendant trois mois ces malades qui revenaient se faire soigner à la consultation de Necker. Nous reportant à nos observations nous pouvons dire que :

Quels que soient la quantité d'urine et le mode de rétention complet ou incomplet, elles ont présenté à la suite une série de symptômes qui permettent de conclure à une similitude parfaite dans l'évolution de ces rétentions.

Lorsqu'elles se sont présentées ayant une rétention complète avec distension, le cathétérisme évacuateur progressif, employé dans toutes les rétentions d'urine d'ailleurs, fut le seul mode de traitement. Pendant les premiers jours et jusqu'à ce que la rétention fût au-dessous de 200 grammes, on remplaçait méthodiquement par une demi-seringue de 140 grammes le liquide retiré.

Les lavages boriqués tièdes, dès que le résidu fut moindre et chez celles qui se présentèrent avec une rétention de moins de 150 grammes, étaient les seuls indiqués.

Chez ces malades dont certainement l'hospitalisation ne paraît pas nécessaire, le cathétérisme devrait être fait deux fois par jour. L'évolution terminale en serait peut-être plus rapide. D'autant plus que peu de jours après les premiers sondages quotidiens, et même quelquefois deux jours après seulement les mictions reparurent d'elles-mêmes, d'abord le jour, puis avec rétention la nuit.

A la suite, et dès les quinze premiers jours en moyenne, les mictions diminuèrent nuit et jour, plus fréquentes chez les unes que chez les autres, le résidu disparaissait également avec une rapidité assez grande, proportionnelle toutefois au degré de la rétention primitive. C'est ainsi que notre malade de l'observation IV a mis une durée double avant d'arriver au résultat de celle de l'observation I.

Mais nous craignons que dès que nos malades cesseront d'être surveillées et soignées, les phénomènes ne reparaissent. L'une d'elles (Obs. V), qui ne s'était pas représentée à la consultation après une amélioration plus rapide que les autres, s'est vue obligée de revenir avec des symptômes plus accusés que la première fois.

Un traitement local prolongé, constitué par des lavages boriqués tièdes, intercalés de lavages au nitrate d'argent à 1 pour 1000 sont très efficaces et doivent produire des résultats, qui dans nos quelques cas ont amené une amélioration très sensible.

Une dernière question reste à nous poser : Que deviendront ces malades? Les lésions que nous avons constaté ne permettent pas d'affirmer ce qu'il peut advenir dans des cas analogues. Soignées et surveillées, ces malades déjà vieilles pourront voir diminuer leur affection qui à priori semble due à une dégénérescence du muscle vésical.

Des complications peuvent survenir; ces complications ne peuvent être autres que celles qui sont tributaires des rétentions en général : les hématuries d'abord dues à la congestion fatale qui accompagne toute rétention. Les infections urétérales, vésicales, rénales si faciles chez la femme surtout et d'un pronostic grave chez des sujets déjà âgés.

Que faut-il en conclure? Un premier fait qui est la conséquence de ce que nous venons de dire à l'instant : c'est que chez beaucoup de malades analogues l'infection a beaucoup de chances de s'établir. Il n'est pas besoin de citer les nombreux auteurs qui après M. Guyon ont démontré expérimentalement combien la rétention d'urine prêtait à l'infection urinaire. Chez nos malades un sondage malheureux par exemple, peut en être l'origine et cela dès le début de leur affection. Cette infection elle-même produisant toutes les complications possibles peut certainement et logiquement être le résultat d'une affection du type que nous venons de décrire. Et nous croyons qu'il est précisément utile de le définir, car rien ne peut réfuter que chez beaucoup de vieilles femmes mourant de cystites, de néphrites, le point d'origine n'a pas été une de ces rétentions dont nous venons de retracer l'histoire.

ESSAI DE PATHOGÉNIE

A quoi ressemble l'histoire de ces rétentions ?

Nous avons dit dans notre introduction que l'histoire de nos malades ressemblait à celle des vieux prostatiques, et c'est vrai.

Lorsque M. Guyon dans sa clinique sur le prostatisme vésical parle de la rétention d'urine, nous pouvons comparer ce qu'il dit de ces malades à ce que nous avons décrit dans l'étude clinique de nos observations.

Chez l'homme atteint de rétention et chez lequel les phénomènes de prostatisme vésical surviennent alors qu'il n'y a pas hypertrophie de la prostate nous retrouvons la rétention apparaissant avec les mêmes modalités : rétentions complètes ou incomplètes avec et sans miction. La similitude des symptômes fonctionnels est frappante, nous voyons que l'examen local permet d'y rencontrer les mêmes lésions vésicales, colonnes, dilatations vasculaires, sans aucune lésion de la muqueuse. L'examen manométrique prouve la dégénérescence simultanée de la contractilité et de la sensibilité vésicale, l'évolution même du symptôme en est exactement le parallèle.

Pouvons-nous identifier, même au point de vue pathologique, leur cas à celui des prostatiques ? Il nous faut voir d'abord ce qu'il en est chez l'homme atteint de rétention d'urine sans hypertrophie de la prostate.

Quelle est la pathogénie de ces rétentions chez l'homme ?

Nous ne pouvons faire ici l'historique complet d'une question qui a donné lieu à des discussions nombreuses. Chez l'homme nous verrons combien il est difficile en effet d'établir sur des bases solides la pathogénie de ces rétentions.

Depuis Civiale qui le premier appela l'attention sur des cas semblables et parlait dans ses cliniques de l'impuissance primitive de la vessie, on a beaucoup écrit sur les causes qui la produisaient mais en étant peu explicite sur le mécanisme intime de leur évolution.

M. Guyon dans ses cliniques a longuement insisté sur ces cas de rétention chez les prostatiques sans prostate. La théorie pathogénique qui fait de l'artério-sclérose la cause déterminante a été longtemps donnée comme explication rationnelle des phénomènes apparaissant aussi bien du côté de la vessie et des reins que de la prostate.

Les phénomènes urinaires survenant chez des sujets atteints d'artério-sclérose généralisée ne peuvent être mis en doute. Albarran et Hallé ont prouvé qu'il en existait des cas irréfutables quoique rares il est vrai.

La thèse de Lannois a complètement démontré les

lésions d'endo et de péri-artérite dans quelques vessies. On s'est cru en droit de baser sur les preuves histologiques une théorie pathogénique dans ces cas particuliers de rétention.

Chevalier dans les maladies des organes génito-urinaires de 1891, Aldebert dans une thèse présentée à Bordeaux l'année suivante, Kops d'Anvers ont contribué à soutenir l'influence de l'artério-sclérose comme cause de la rétention chez l'homme et chez la femme. Ils en ont publié des observations probantes.

La théorie de l'artério-sclérose n'est cependant pas sans donner lieu à des interprétations que nous ne pouvons pas passer ici sous silence. Des examens histologiques qui marquent la dégénérescence manifeste des organes urinaires existent sans doute. Mais il reste à discuter après les auteurs qui les ont publiés quelle est leur valeur au point de vue pathogénique.

L'artério-sclérose est une affection générale caractérisée par des lésions artérielles depuis longtemps connues. Si nous examinons les observations publiées par les auteurs dont nous venons de parler nous voyons que deux faits s'en dégagent : d'un côté les lésions des vaisseaux, lésions propres de l'artério-sclérose ; de l'autre, les lésions vésicales de sclérose musculaires auxquelles on attribue le phénomène urinaire, la rétention. Y a-t-il relation directe de cause à effet entre les lésions vésicales et les lésions artérielles ? C'est ce que nous devons voir.

Cliniquement les colonnes que l'on a donné comme signe de la présence de sclérose musculaire peuvent se rencontrer chez l'homme dans tous les cas de rétention quelle que soit l'origine de celle-ci. La présence des colonnes et vasculations vésicalés ne témoignent donc que de la dégénérescence du muscle vésical et c'est tout.

M. Guyon dans ses leçons cliniques avait déjà dit que l'impuissance vésicale était secondaire et non primitive. Albarran a démontré plus tard par des expériences chez le chien que lorsqu'il y a des colonnes dans une vessie, c'est que dans cette vessie il y a eu rétention d'urine depuis quelque temps. La formation des colonnes est secondaire à la rétention. Donc la constatation des colonnes ne signifie rien au point de vue pathogénique, elle n'explique pas la rétention dont il reste toujours à trouver la cause.

Les examens histologiques récents, et notamment la communication de notre collègue Motz au Congrès de 1900, ont établi que dans la majeure partie des cas de prostatisme vésical il y a des petites infiltrations néoplasiques de la prostate non hypertrophiée.

L'examen microscopique de 16 malades morts avec les symptômes de prostatisme et dont la prostate n'était pas augmentée de volume a permis de constater que dans douze cas la lésion était celle d'hypertrophie banale, c'est-à-dire qu'il existait des adénomes dont un certain nombre avaient subi une dégénérescence maligne. Dans un cas il y avait une infiltration épithéliale du stroma.

Sur 15 vessies examinées, dans 9 cas les vaisseaux étaient normaux, dans les six autres l'endo et la périartérite des vaisseaux étaient accompagnées d'hypertrophie musculaire et des lésions caractéristiques de la cystite chronique. Mais la dégénérescence du muscle vésical n'est pas expliquée davantage. Il y a là une constatation intéressante mais il est bien évident que la présence de ces petites infiltrations néoplasiques constatables seulement au microscope ne peut à elle seule expliquer le phénomène rétention.

Les lésions d'artério-sclérose n'ont pas été retrouvées dans tous les cas de rétention chez les prostatiques avec et sans hypertrophie. La rétention ne peut donc être mise cliniquement sur le compte de l'artério-sclérose. D'autre part des recherches d'Albarran il ressort que la sclérose musculaire primitive n'existant pas elle ne peut d'autre part être mise en cause. Il faut donc admettre avec lui que d'autres causes que la sclérose, lésion irrémédiable, interviennent dans l'inertie vésicale des prostatiques : la congestion chronique y a peut-être un rôle ; peut-être encore faut-il admettre des phénomènes nerveux d'ordre inhibitoire analogues à ceux qu'on observe dans les plaies des nerfs moteurs des membres.

**Peut-on adopter une pathogénie analogue
à nos cas de rétention ?**

Nous venons de voir la possibilité d'établir un parallèle entre les cas de prostatisme sans hypertrophie et nos cas de rétention chez la femme. En effet en envisageant cliniquement les symptômes et l'évolution du trouble urinaire nous aurions le droit de dire que nos malades sont atteintes de prostatisme vésical.

Scientifiquement la comparaison ne peut se soutenir si l'on veut rechercher les causes qui chez l'homme ont donné lieu à la rétention d'urine. Si l'on tend à reconnaître comme facteur initial les lésions rencontrées dans les prostates non hypertrophiées ; le fait est impossible puisqu'il n'y a pas de prostate chez la femme.

Les cas de rétention d'urine survenant chez des sujets artério-scléreux se rencontrent chez l'homme et chez la femme, les exemples en ont été fournis, mais nos cas ne rentrent précisément pas dans cette catégorie.

Le diagnostic étiologique de nos cas de rétention porte donc sur ce fait qu'il y a sclérose musculaire de la vessie. Le symptôme dominant et même le seul est, en effet, constitué par la présence des phénomènes locaux, colonnes et cellules vésicales. Il nous faut donc essayer de rechercher quelles sont les causes capables de les produire et de voir ensuite si parmi elles nous ne pouvons pas trouver l'explication de nos rétentions.

Les modifications de la paroi vésicale, nous l'avons déjà vu, ne sont pas exclusivement sous la dépendance d'une affection particulière, étant donné que l'on n'admet pas que les colonnes, les cellules, les dilatations vasculaires ne peuvent être la raison de la rétention d'urine, elles n'en sont que le résultat. Elles se produisent sous l'influence des désordres survenus dans la texture anatomique du muscle vésical par les dilatations et les réplétions successives des fibres musculaires. Dans les rétentions chroniques où elles sont surtout marquées on comprend qu'elles en soient le résultat direct. Elles démontrent simplement que la paroi ne peut résister à la

pression de l'urine et révèlent sa déchéance fonction-
nelle.

Il en est de même des quelques vascularisations que
l'on y rencontre, et chez nos malades, elles ne suffisent,
en aucune façon, à prouver l'importance des lésions vasculaires. Les congestions dues à l'hypertension vésicale
en sont l'explication rationnelle.

C'est donc en la recherche des causes de sclérose
que nous devons espérer un diagnostic. Nous en sommes
réduits à un procédé de diagnostic en nous posant la
question suivante :

Dans quelles affections rencontre-t-on la sclérose
musculaire de la vessie ?

Elle se rencontre dans un grand nombre d'affections
et des plus diverses ; dans toutes les affections de l'appareil urinaire pouvant produire la rétention d'urine.
Mais nous ne voulons pas ici passer en revue les affections urétrales, rénales pouvant retentir par action réflexe ou autre sur la vessie. Nos malades n'ont rien ni
du côté de l'urètre ni du côté du rein ou des uretères.

Nous éliminons d'emblée également toutes les affections que nous avons examiné dans le chapitre   pour
ne retenir que celles dont les symptômes généraux et
locaux peuvent être rapprochés de nos malades.

Parmi les affections où la sclérose vésicale se rencontre, où les symptômes généraux peuvent être assez
peu accusés pour ressembler au type que nous avons
étudié, nous allons examiner successivement :

Chez les artério-scléreuses,

    les intoxiquées,

Chez les nerveuses,

les ataxiques.

Nous avons parlé longuement de l'artério-sclérose et des rétentions qui survenaient chez ces malades. Nous savons l'analogie que leurs cas présentent avec les nôtres. Nos malades sont-elles donc des artério-scléreuses ?

Il serait illogique de porter un diagnostic semblable chez des sujets qui n'en présentent aucun des symptômes. Sans considérer, en effet, ce que l'artério-sclérose en tant qu'affection peut avoir de complexe en elle-même, les malades qui présentent des lésions artérielles ont des symptômes cliniques nettement accusés : artères dures, résistantes, sinueuses, faciles à sentir lorsque les vaisseaux sont superficiels comme la temporale et la radiale, par exemple. Or nos malades n'avaient aucun symptôme du côté de leurs vaisseaux. L'artério-sclérose il est vrai se développe de préférence sur les petites artères et en particulier sur les artères viscérales. Nous savons également que la tension artérielle indique dans ce cas une diminution constante de cette tension. L'examen manométrique de nos malades nous a montré qu'elles avaient toutes de l'hypotension artérielle. Faut-il en conclure qu'elles sont artério-scléreuses ?

Nullement encore, car nous savons d'après les travaux de Huchard sur la tension artérielle en général, par les travaux de Genouville et de Pasteau que cette hypo-tension peut se rencontrer dans un grand nombre d'affections, affections nerveuses, intoxications, etc., et toujours dans les cas où il y a rétention d'urine de quelque origine soit-elle. Nous ne ferons que rappeler ici la thèse de Papillon, qui étudiant l'état de la distension artérielle chez les chlorotiques prébacillaires, a remarqué que l'abaissement de la pression artérielle qu'il considère comme la règle dans ces cas coïncide fréquemment avec des troubles vésicaux sur la nature desquels il est très explicite : « les malades vident incomplètement leur vessie ». Poussant plus loin encore cette relation entre la contractilité vésicale et la lésion artérielle il la met sur le compte d'un trouble paralytique d'origine toxique et due à l'action des produits sécrétés par les bacilles tuberculeux.

Dans les intoxications et en particulier chez les glycosuriques et les saturnines on rencontre quelquefois la rétention d'urine.

Or, nous n'avons jamais trouvé, et l'examen en a été fait à plusieurs reprises, de sucre dans les urines de nos malades. Nous appuyant sur le travail d'Estrabaut nous pouvons ajouter d'ailleurs que l'évolution même des rétentions glycosuriques est très différente de celle de nos malades. La rétention est toujours légère quand elle existe et l'on rencontre le plus souvent de l'incontinence.

Chez les saturnines de même la rétention peut survenir. Nous ne faisons que citer ces cas absolument rares et dont l'histoire n'a rien qui puisse cadrer avec celle de nos malades vieilles, n'ayant jamais eu de troubles d'intoxication quelconque.

Les troubles de la miction survenant chez les névrosées se rapprochent davantage de ceux observés chez nos malades. La présence de colonnes se rencontre, identiques aux nôtres, lorsqu'il y a eu rétention. Mais ici nous avons deux éléments de diagnostic précis sur lesquels nous devons insister.

Le premier est que bien rarement les phénomènes urinaires puissent survenir chez un sujet hystérique, neurasthénique sans que l'on puisse déceler par quelque symptôme l'état particulier du malade.

Le second porte sur l'examen local de la vessie par le manomètre. Nous avons vu que chez nos malades l'examen manométrique montrait la diminution simultanée de la contractilité et de la sensibilité vésicale. Dans les vessies de nerveux il y a dissociation, c'est-à-dire diminution de la contractilité et au contraire exagération de la sensibilité au contact et à la distension. Ce fait seul est caractéristique et nous permet d'éliminer pour nos malades le diagnostic de rétention d'origine nerveuse.

Nous ajouterons que chez aucune d'elles nous n'avons trouvé le moindre symptôme qui permette même de le supposer.

Les rétentions tabétiques sont certainement celles qui cliniquement se rapprochent le plus des nôtres.

Nos malades sont-elles ataxiques? Il nous semble aussi difficile de le nier que de l'affirmer. Toutefois si la possibilité de voir la rétention d'urine s'établir comme premier symptôme du tabes est chose connue, l'absence complète de tout symptôme d'ataxie, chez des malades âgées, dont le trouble urinaire remonte à trois ans pour l'une et à plusieurs mois pour les autres, ne permet pas de porter un diagnostic sévère.

Les antécédents de nos malades, leur âge avancé

sont déjà des faits précis contre le diagnostic tabes : nous savons que le tabes n'apparaît pas souvent chez le vieillard sans autre trouble précurseur, ou sans être suivi à brève échéance de symptômes caractéristiques (Fournier). Nous n'avons, de plus, aucune raison de mettre en doute ce qu'elles affirment de leurs antécédents si rien ne nous en donne le droit.

Nous n'avons pu retrouver chez elles aucun des symptômes caractéristiques du tabes. L'examen manométrique lui-même nous a paru présenter certains caractères différentiels.

Dans les examens de vessies ataxiques on a constaté qu'il y avait diminution parallèle de la sensibilité et de la contractilité comme chez nos malades. Il existe un point particulier de cet examen qui a certainement son importance : alors qu'une vessie ataxique est distendue à son maximum et marque une lésion quelconque au manomètre, dès que l'on retire du liquide vésical, le muscle commence à se contracter et la pression remise en communication avec le manomètre marque le même degré que précédemment en colonne liquide ou sur un chiffre sensiblement peu supérieur.

Chez nos malades au contraire, et ainsi que cela se produit d'ailleurs chez les prostatiques, la contraction est alors bien plus forte et dépasse du double au moins la pression première.

Ce signe si petit soit-il, si difficile quelquefois à percevoir dans les examens successivement faits et qui demandent une méthode toujours identique a certainement une indication marquant une nuance dont nous voudrions indiquer la valeur, mais nous ne pouvons le faire car nous ne sommes pas assez documenté.

Il existe enfin une raison tirée de ces rétentions.

Chez les ataxiques les sondages et les lavages sont absolument et toujours insuffisants pour faire disparaître la rétention, il faut y ajouter un traitement antisyphilitique pour avoir chance d'obtenir un résultat. Chez nos malades, au contraire, les lavages ont amené non seulement une amélioration, mais une disparition complète du symptôme rétention pendant un certain temps. Il y a là, entre la marche des deux affections, une différence qui nous paraît assez notable pour qu'on ne lui refuse pas quelque valeur.

En résumé, nos cinq malades ne sont ni des artério-scléreuses, ni des intoxiquées, ni des nerveuses, ni des ataxiques. Rien dans leur état général, aucun détail de l'examen local ne permet d'interpréter ces phénomènes vésicaux si on ne veut pas faire dire aux examens ce qu'ils sont incapables de démontrer.

Ces cinq cas de rétention forment un ensemble clinique, un type spécial bien déterminé. Nous n'avons pu en trouver la pathogénie. Pouvons-nous espérer de pouvoir résoudre un jour ce problème ?

Il est évident qu'une étude portant sur des cas plus nombreux ainsi que des coupes histologiques de vessies analogues pourraient aider à l'interprétation diagnostique de ces rétentions. Actuellement les symptômes qu'elles présentent ne le permettent pas, mais nous ne doutons pas que l'étude anatomo-pathologique puisse en déterminer la cause.

Peut-être faudra-t-il alors différencier histologiquement plusieurs de ces rétentions et les grouper en catégories différentes suivant ce que le laboratoire aura précisé. Mais il n'en est pas moins vrai que le clinicien a le droit de décrire un type spécial de malades dont les symptômes se ressemblent alors que la séméiologie en est inconnue.

Nos malades, c'est ce que nous avons voulu démontrer dans ce travail, présentent le même symptôme rétention, cette rétention évolue de la même manière, les malades elles-mêmes dans leur histoire ont le même passé pathologique. Nous ignorons quelle est la cause de leur maladie. Il n'y a qu'une chose que nous sachions et peut-être n'est-ce pas sans importance, c'est que ce sont de vieilles femmes.

OBSERVATIONS

Observation I

Delphine C..., 73 ans, femme de ménage.

Antécédents héréditaires. — Italienne, ses parents sont morts de vieillesse.

Antécédents personnels. — Réglée à 11 ans, toujours régulièrement. Dans son enfance aucune maladie grave. Mariée à 23 ans, elle eut un enfant deux ans après, mort à 3 mois du croup. Couches normales. Son mari est mort subitement à 45 ans, elle en ignore la cause, il avait toujours été bien portant. Ménopause à 46 ans sans aucun phénomène.

Début de la maladie. — Les troubles de la miction remontent à quelques semaines. Jusque-là elle n'avait jamais ressenti de troubles du côté de la miction. Jamais rien du côté des organes génitaux, jamais de pertes blanches, pas de fausses couches.

Elle a remarqué depuis trois mois environ que ses mictions devenaient un peu plus fréquentes, et que la nuit elle était obligée de se lever pour uriner, ce qui ne lui était jamais arrivé. Depuis 2 ou 3 semaines la nuit et le jour, les mictions sont devenues de plus en plus fréquentes et légèrement douloureuses ces derniers temps. Elle vient consulter, parce que depuis quelques jours, elle souffre en urinant. Chaque fois que le besoin se fait sentir, elle n'urine que quelques gouttes et peu après l'envie reparaît. Les mictions ne sont pas très douloureuses mais nécessitent un certain effort qui au bout de la journée devient pénible. En dehors de ces troubles elle se porte bien.

Examen de la malade. — Après avoir fait uriner la malade, on constate qu'elle a une rétention de 150 grammes. La vessie est peu distendue et les urines sont absolument claires. La capacité vésicale est de 200 grammes sans douleur considérable. Cathétérisme facile.

Au toucher: orifice vulvaire sclérosé et dur. Utérus petit, mobile. Les annexes sont difficilement senties. Rien dans le rectum. La palpation de l'abdomen montre une paroi souple, non douloureuse.

Examen général. — Aspect sénile. Rien au cœur ni aux poumons.

La palpation des reins ne révèle aucune douleur, aucune mobilité.

Système nerveux normal. Pas de plaques d'anesthésie. Réflexes patellaires conservés. Sensibilité normale des membres inférieurs.

Légère constipation cédant à des lavements glycérinés quotidiens.

Intellect intact.

Examen cystoscopique (M. Pasteau). — Distension de 140 grammes. Cystoscope de Nitze.

Dans la position directe du cystoscope bec en l'air : il existe de nombreuses colonnes sur les côtés à droite et à gauche limitant de nombreux diverticules. Ces colonnes s'étendent jusqu'au niveau des cornes de la vessie surtout à la face antérieure et à la face postérieure jusqu'au niveau du muscle inter-urétéral.

Au niveau du bas fond on voit trois colonnes transversales.

La région des uretères, libre de colonnes est régulière, les plis du bas fond commencent juste derrière les uretères. Uretères normaux situés sur une petite éminence très nette. Légère vascularisation sur les parties latérales ; rien au niveau du col vésical.

Examen manométrique. — Cet examen fut pratiqué le lendemain de l'examen cystoscopique, la malade se trouvant fatiguée
par cette manœuvre.

27 octobre. — A 300 grammes de liquide injecté, besoin d'uriner, le manomètre marque 25 centimètres cubes d'eau.

A 350 grammes le besoin est douloureux et le manomètre
marque 40 centimètres cubes d'eau.

En retirant 50 grammes de liquide, la pression monte à 80 centimètres cubes.

20 novembre. — La malade est venue 4 ou 5 fois se faire sonder à la consultation, la rétention a diminué de plus en plus.
Après chaque sondage lavage au nitrate d'argent à 1/1000. A ce
jour la rétention n'est plus que de 30 grammes.

L'examen manométrique est fait de nouveau.

A 250 grammes la malade ne peut plus supporter l'injection,
le besoin est impérieux.

A 300 grammes la sonde est expulsée.

Le manomètre à 200 grammes monte à 50 centimètres cubes
d'eau et passe par-dessus le tube indicateur lorsque la contraction
est commencée, par évacuation de quelques grammes de liquide.

2 décembre. — La malade revient à la consultation parce
qu'elle a encore des mictions fréquentes. Plus de rétention. État
général bon.

Examen de la tension artérielle. — Le 4 *novembre* l'examen
de la tension artérielle est fait.

On note une pression de 10 centimètres de Hg.

<h2 style="text-align:center">Observation II</h2>

Marie P..., 68 ans, sans profession.

Antécédents héréditaires. — Père mort à 72 ans à la suite d'une
bronchite, mère morte à 78 ans.

Antécédents personnels. — Dans sa jeunesse la malade fut toujours de santé délicate, elle était anémique et avait des pertes blanches. Réglée à 13 ans et demie toujours régulièrement. Mariée à 22 ans elle eut un enfant qui mourut à l'âge de 3 mois de méningite. Pas de fausses couches.

Début de la maladie. – La malade n'avait jamais fait de graves maladies. Son mari mourut à 60 ans d'une pneumonie franche. Jamais elle n'a eu de troubles du côté de ses organes génitaux. A 47 ans ménopause, à cette époque elle fut faible, nerveuse et eut des pertes irrégulières pendant quelques mois. Depuis rien.

Le début des troubles urinaires remonte à un an environ. Il y a un an, à la suite d'un refroidissement la malade aurait ressenti des douleurs intermittentes dans les reins. Ces douleurs irradiaient autour de la ceinture et dans les lombes. Dès cette époque et lors de ces douleurs, dit-elle, elle remarqua que ses mictions devenaient plus fréquentes surtout la nuit, elle était obligée de se lever plusieurs fois, quelque temps après elle urina aussi plus fréquemment dans la journée. Pendant les premiers temps elle ne s'en inquiéta guère car elle avait remarqué que quand elle marchait dans la journée ses mictions étaient moins nombreuses.

Les mictions étaient peu douloureuses, mais quelquefois les urines étaient légèrement troubles. Un médecin consulté mit la malade au régime lacté. Elle n'en eut aucune amélioration. Elle entra alors à l'hôpital Laënnec où elle fit un séjour d'un mois environ, chaque jour on lui faisait un lavage de la vessie après sondage. Elle sortit améliorée.

Depuis une quinzaine de jours, les phénomènes de fréquence apparurent de nouveau, les mictions étaient douloureuses et la malade était obligée de faire un assez grand effort pour émettre quelques gouttes d'urine.

Hier 3 septembre la malade a été prise tout à coup de rétention d'urine, la nuit elle ne s'est pas réveillée pour uriner et ce matin elle souffre beaucoup ; elle vient alors à la consultation.

Examen de la malade. — La malade semble anémiée, pâle, les pommettes sont un peu rosées, elle se plaint du bas-ventre et réclame un cathétérisme immédiat.

A l'inspection de la vulve on ne note rien, une sonde molle. n° 15 est introduite sans difficulté. La vessie est vidée progressivement et on retire dans la matinée 1 200 grammes de liquide. Après évacuation on remplace le liquide retiré par une seringue d'eau boriquée. Pas d'écoulement de sang. Les urines sont colorées mais claires, elles ne dégagent aucune odeur.

4 septembre. — Le lendemain elle revient à la consultation, elle a encore 600 grammes de rétention, lavage au nitrate d'argent au millième.

Les jours suivants la malade revient chaque matin se faire sonder, on lui fait un lavage à chaque séance, la rétention diminue de plus en plus.

Examen général. — La malade que nous avons pu suivre jusqu'au 15 novembre, époque à laquelle elle n'est plus revenue, n'a jamais présenté de symptômes autres que vésicaux.

Rien du côté des reins. Palpation abdominale négative. Rien au cœur. Pas de symptômes d'artério-sclérose. Appareil digestif normal. Appareil génital sénile.

Au toucher on constate une souplesse parfaite des parois vaginales. L'utérus est petit, mobile, non douloureux. Les annexes facilement palpables sont également petits, atrophiés.

Système nerveux intact.

Examen cystoscopique (M. Pasteau). — Le 15 *septembre.* — La vessie contient encore 160 grammes de rétention, après lavage on introduit 140 grammes de liquide boriqué.

Nombreuses colonnes surtout visibles à l'union de la face antérieure et de la face postérieure de la vessie. Pas de diverticules. La vessie, incomplètement distendue, présente une série de plis au niveau du bas-fond.

L'orifice urétéral droit est normal, arrondi, sur un gros monticule fortement saillant. L'orifice gauche est masqué par une plaque aunâtre qui semble adhérente. Le reste des parois vésicales est absolument sain.

Il existe au niveau du col sur la moitié inférieure trois ou quatre bourgeons muqueux, saillants, rosés, peu épais qui paraissent être le fait d'une légère inflammation.

Examen manométrique. — Cet examen a été pratiqué lorsque la rétention n'était plus que de quelques grammes.

1er *examen.* — A 300 grammes de liquide injecté, le besoin d'uriner apparaît, le manomètre marque 30 centimètres cubes d'eau. A 400 grammes le besoin est impérieux et le manomètre marque 50 centimètres cubes.

En retirant quelques grammes du liquide introduit dans la vessie, la pression monte à 1 mètre et passe par-dessus le tube indicateur.

2e *examen.* — A 4 jours d'intervalle.

A 300 grammes, 35 centimètres cubes d'eau.

A 350 grammes, la pression marque 60 centimètres cubes.

Examen de la tension artérielle. — Cet examen, fait une première fois, donne une pression de 8,5 de Hg.

Pratiqué après la guérison, la pression est de 9 centimètres de Hg.

OBSERVATION III

Charlotte B..., 55 ans, ménagère.

Antécédents héréditaires. — Nuls.

Antécédents personnels. — Pas de maladies dans l'enfance, réglée à 16 ans, régulièrement. Mariée à 24 ans, mari vivant bien portant. Un enfant vivant, également bien portant. Ménopause il y a 9 ans.

Début de la maladie. — Les troubles urinaires remontent à 3 ans. Depuis cette époque la malade a toujours souffert en urinant. Pendant les premiers temps de sa maladie, elle n'eut que des mictions fréquentes et douloureuses, bientôt elle eut des rétentions d'urine incomplètes car elle a toujours eu des mictions même lorsqu'elle eut des rétentions considérables. Les premières fois qu'elle a souffert elle alla consulter un médecin qui lui fit des lavages de la vessie, elle ne sait avec quoi. A la suite de ces lavages les symptômes s'améliorèrent puis reparurent.

C'est poussée par son médecin qui lui conseille de venir consulter M. Guyon qu'elle se présente à la clinique le 22 octobre.

Examen local. — La malade se plaint de douleurs dans le ventre, devenant plus aiguës depuis une quinzaine de jours. Elle était restée environ trois mois sans souffrir de la vessie. Actuellement elle urine fréquemment, mais malgré ses mictions elle souffre néanmoins. Les mictions sont peu douloureuses en général, mais depuis deux ou trois jours elle souffre davantage.

Rien au méat, on passe une sonde molle n° 16. Rétention de 160 grammes d'urine claire uniformément ne contenant ni sucre, ni albumine. Capacité vésicale de 200 grammes. Le jet par la sonde est faible et en remontant la sonde au-dessus du pubis on constate le peu de pression vésicale.

Examen général. — Le 12 *novembre.* — La malade est forte, adipeuse. Rien au cœur ni aux poumons. Pas de dureté des artères, aucun signe d'artério-sclérose. Appareil digestif normal.

Système nerveux absolument normal. — Reins normaux. — Au toucher, utérus normal, mobile en légère rétroflexion. Palpation vésicale non douloureuse.

Examen cystoscopique (M. Pasteau). — Le méat est large, à 2 centimètres du méat sténose dure circulaire laissant passer très difficilement le cystoscope simple de Nitze.

Début de sclérose avec formation de colonnes saillantes disséminées sur les parois vésicales et plus particulièrement visibles sur le bord gauche de la vessie et sur la partie supérieure du bord droit ainsi qu'au niveau des orifices urétéraux des deux côtés. On trouve d'autre part au niveau du bas-fond une série de plicatures irrégulières qui forment de petites saillies allongées transversalement d'une longueur d'un demi-centimètre au maximum.

Ces plicatures sont dues à un défaut de la dilatation de la vessie et la zone correspondante de la paroi revêt en général l'aspect gaufré et se différencie très nettement de l'aspect dû à la formation des colonnes. La muqueuse d'une façon générale est rose, saine sans hypertrophie vasculaire, pas même au niveau du col.

Orifice urétéral droit est creusé au fond d'une gouttière profonde longue de près d'un centimètre et situé sur une saillie allongée et régulière. L'orifice urétéral gauche est sur une saillie plus petite et a une forme de petite fente allongée transversalement avec une extrémité externe un peu plus volumineuse.

Examen manométrique. — 24 octobre. — La malade vient chaque jour se faire sonder, on fait après chaque sondage un lavage boriqué.

Examen manométrique. — A 250 grammes, besoin d'uriner, pression 40 centimètres cubes ; — à 350 grammes, presion de 40 centimètres cubes ; — à 400 grammes, besoin impérieux, pression de 45 centimètres cubes.

Après évacuation de quelques grammes de liquide la pression monte à 50 centimètres.

12 novembre. — La malade revient à la consultation sur notre demande car elle se trouve guérie. — Capacité vésicale 250 grammes. Pression à 250 grammes de 80 centimètres cubes.

La malade est revenue tous les 2 jours se faire sonder et laver.

Examen de la tension artérielle. — 12 novembre. — Pression de 9 centimètres de Hg.

Observation IV

Joséphine R..., 52 ans, sans profession.

A. H. — Nuls.

A. P. — Aucune maladie grave dans l'enfance. — Réglée à 12 ans toujours régulièrement. Un enfant à l'âge de 20 ans vivant et bien portant. Pas de fausses couches. Jusqu'à l'âge de 44 ans époque de la disparition de ses règles, la malade n'eut jamais de maladies sérieuses. A 26 ans, elle eut une fièvre muqueuse qui dura peu de temps. Aucun trouble urinaire. Jamais de pertes blanches.

Début de la maladie. — Le 26 juin dernier la malade vint d'elle-même consulter à la clinique pour des troubles de la miction. — Il y a dix jours la malade a éprouvé des douleurs en urinant, douleurs peu accusées mais qui l'inquiétèrent par la fréquence des besoins survenant toutes les 2 ou 3 heures dans la journée, 2 ou 3 fois la nuit, ce qui ne lui était jamais arrivé.

L'urine a de plus en plus de peine à sortir, et à chaque miction elle n'urine que quelques gouttes. — Cette miction se produit en plusieurs temps et demande des efforts assez considérables. Elle a remarqué depuis quelques jours des douleurs dans le bas-ventre, diminuant après l'expulsion des urines.

Les urines sont très claires, l'état général est bon.

A l'examen on trouve une capacité vésicale bonne. On porte le diagnostic de sclérose vésicale et la malade revient pendant deux ou trois mois se faire laver la vessie au nitrate d'argent à 1/1000. La malade ne revient plus se trouvant guérie.

27 novembre. — La malade revient à la consultation pour se faire laver la vessie. Depuis un mois elle a de nouveau de la fréquence des mictions et des douleurs au bas-ventre. Il lui semble que depuis quelques jours son ventre a grossi. Depuis hier matin elle n'a pas uriné du tout.

Examen. — Rien à la vulve ni au méat. En faisant pousser la malade on constate qu'elle a un peu de rectocèle. Cathétérisme en faisant pousser la malade comme pour aller à la selle. — Sonde molle n° 16.

Rétention de 850 centimètres cubes d'urine. — Peu de pression vésicale. — Urines légèrement et uniformément troublées. — Pas d'odeur. Le trouble disparaît en présence d'un peu d'acide acétique. Ni sucre ni albumine.

28 septembre. — Rétention de 150 centimètres cubes. — Lavage boriqué.

1er octobre. — Rétention de 200 centimètres cubes. — Lavage. Examen cystoscopique.

4 octobre. — Rétention de 40 centimètres cubes. Examen manométrique.

La malade continue à venir se faire laver régulièrement la vessie, la rétention disparaît en même temps que la fréquence et à la fin du mois d'octobre elle ne revient plus.

Examen général. — Rien au cœur ni aux poumons. — Appareil digestif sain. — Rien à l'utérus ni aux annexes. — Palpation abdominale non douloureuse. Rien aux reins.

Système nerveux normal. — Réflexes normaux.

Légère difficulté de la marche, à la suite d'une entorse de l'articulation tibio-tarsienne droite. Légèrement augmentée de volume et douloureuse à la pression. L'accident remonte à deux mois.

Examen cystoscopique (M. Pasteau). — Début de colonnes. — Colonnes longitudinales surtout marquées à la partie postérieure de la vessie. — Orifices urétéraux normaux. Cathétérisme facile des uretères.

Rien au niveau du col, ni au bas-fond vésical si ce n'est une légère portion large de 1 centimètre carré où l'on remarque une légère rougeur.

Muqueuse saine partout.

Examen manométrique. — Injection de 3oo centimètres cubes d'eau boriquée tiède sans besoin d'uriner. Pression 10 centimètres cubes. — A 45o centimètres cubes, besoin impérieux, pression de 3o centimètres cubes.

En retirant un peu de liquide la pression monte à 35 centimètres cubes et redescend aussitôt à 10 centimètres cubes. — On avait retiré 100 centimètres cubes de liquide.

2ᵉ *examen manométrique* (M. Courtade). — Résultats identiques. A 35o grammes cependant le besoin fut impérieux, pression de 35 centimètres cubes d'eau.

Examen de la tension artérielle. — Pression de 10 centimètres de Hg le 28 septembre ; pression de 10 centimètres de Hg le 4 octobre.

OBSERVATION V

Louise P..., 64 ans, ménagère.

A. H. — Nuls.

A. P. — Rougeole et scarlatine dans l'enfance. — Réglée à 16 ans et demi toujours régulièrement. — Aucun passé génital. — Célibataire. — N'a jamais eu de grossesse. — Ménopause depuis 9 ans.

Début de la maladie. — Il y a deux ans et demi environ que les premiers symptômes de troubles urinaires apparaissent chez la malade. Elle n'avait jamais souffert de sa vessie pas plus que de ses organes génitaux. Au début la malade remarqua que ses mictions devinrent de plus en plus fréquentes. Il y a un an et demi elle urinait 8 à 10 fois le jour, la nuit 2 ou 3 fois. Mettant sur le compte de la fatigue ses troubles urinaires, la malade resta longtemps sans s'inquiéter de son affection, d'ailleurs ses mictions étaient peu douloureuses, les urines claires et les symptômes de fréquence ne paraissaient que par intermittence.

Il y a une huitaine de jours la malade venait d'avoir une période de tranquillité relative qui avait duré deux mois, lorsque la fréquence revint toutes les deux heures le jour et la nuit 4 ou 5 fois. A cette fréquence s'ajoute une sorte de pesanteur dans le bas-ventre qui ne disparaît pas après les mictions. Elle se décide alors à venir consulter à la clinique le 2 novembre.

Examen local. — Rien au méat, ni à la vulve.

Cathétérisme facile de l'urètre, sonde n° 17.

Rétention d'urine de 100 grammes. — Pas de pression vésicale. Lavage de la vessie à l'eau boriquée.

Au toucher rien à l'utérus ni aux annexes.

Palpation abdominale négative. — Rien aux reins.

Examen général. — Rien au cœur ni aux poumons. Appareil digestif normal.

Système nerveux normal.

Examen cystoscopique (M. Pasteau). — Colonnes volumineuses à la partie postérieure de la paroi vésicale, délimitant des cellules énormes formant de véritables diverticules.

Orifices urétéraux normaux et normalement situés sur des orifices arrondis. — Muqueuse saine en tous les points. Pas de vascularisation sauf en un point situé à la partie inférieure du col vésical.

Examen manométrique. — Injection de 400 grammes = pression de 25 centimètres cubes.

A 200 grammes, envie d'uriner. — A 400 grammes, besoin impérieux.

A 500 grammes, pression de 80 centimètres cubes.

2e *examen.* — A 300 grammes, pression de 40 centimètres cubes.

Résultats identiques pour la sensibilité.

Examen de la tension artérielle. — Pression de 11 centimètres de Hg.

Évolution. — 10 novembre. — Rétention de 80 grammes, lavages à l'eau boriquée, puis au nitrate d'argent ensuite. Cathétérisme tous les jours suivi de lavage.

20 novembre. — Rétention de 20 grammes, même traitement.

2 décembre. — La malade qui avait cessé de venir est obligée de revenir à la consultation. Les symptômes ont apparu de nouveau et même plus intenses.

Examen. — Rétention 200 grammes. — Pression assez considérable à la sonde. — Lavages à l'eau boriquée et au nitrate d'argent.

13 *décembre.* — Rétention nulle. — Capacité normale.

La malade conserve encore de la fréquence dans la journée.

CONCLUSIONS

I. — On rencontre chez des femmes âgées ayant dépassé la ménopause des rétentions complètes ou incomplètes d'urine.

II. — Ces rétentions ne s'accompagnent d'aucun symptôme vésical ou autre, permettant de les rattacher aux rétentions de causes définies parfois observées chez les femmes.

III. — L'examen de nos malades nous a fait constater par la cystoscopie que la surface interne de la vessie présentait les mêmes caractères que ceux des vessies scléreuses.

L'examen fait à l'aide du manomètre nous a fait également constater que le muscle vésical réagissait comme celui des vessies scléreuses.

L'examen du système artériel ne nous a pas permis d'établir que nos malades fussent des artério-scléreuses.

IV. — Le traitement de ces rétentions par le cathétérisme et les lavages nous a permis d'obtenir une amélioration assez rapide et même une guérison. Nos obser-

vations n'ont pas encore été assez prolongées pour nous
permettre de dire que ces améliorations ou ces guérisons
seront définitives.

Vᴜ :
Le Président de Thèse,
GUYON.

Vᴜ :
Le Doyen,
P. BROUARDEL.

Vᴜ ᴇᴛ ᴘᴇʀᴍɪs ᴅ'ɪᴍᴘʀɪᴍᴇʀ:
Le Vice-Recteur de l'Académie de Paris,
GRÉARD.

INDEX BIBLIOGRAPHIQUE

ALBARRAN. — De l'hématurie au cours de la rétention d'urine. *Bull. méd.*, 3 sept. 1893.

ALDEBERT. — Du prostatisme. *Thèse*, Bordeaux, 1892.

AUVARD. — De la vessie pendant la puerpéralité. *Arch. de tocolog.*, oct. 1890.

AMUSSAT. — Leçons sur les rétentions d'urine, 1832.

BERRY HART. — Anatomie et physiologie de la vessie chez la femme. *Ann. des mal. des org. génit. urin.*, 1883.

BOHDANOWICZ. — De la pathologie du muscle vésical. *Thèse*, Paris, 1892.

BOISSARD. — Étude sur les troubles de la miction se rattachant aux divers états physiologiques et pathologiques de l'utérus. *Thèse*, Paris, 1883.

CLARKE. — Les affections obscures de la vessie et leur diagnostic par le cystoscope. *Brit. med. journ.*, 18 oct. 1891.

CASPER. — Pathologie de l'appareil génito-urinaire des vieillards. *Ann. des mal. des org. gén. urin.*, 1894.

CONDAMY. — De la cystite aiguë comme cause de rétention d'urine. *Thèse*, Paris, 1894.

CHEVALIER. — Prostatisme chez la femme. *Ann. des mal. des org. gén. urin.*, 1891.

CAMESCASSE. — Rétention médicale des urines en dehors des affections du système nerveux. *Thèse*, Paris, 1886.

CIVIALE. — Traité pratique des maladies des organes génito-urinaires. Paris, 1858, t. II.

Desnos. — Étiologie et pathogénie de la sclérose vésico-prostati-
que. *Gaz. méd. de Paris*, 1888.

—   Infection vésicale et rétention. *Ann. des mal. des org.
gén. urin.*, 1898.

Dacheux. — La vessie irritable chez la femme. *Thèse*, Paris,
1894.

Escat. — Des cystites rebelles chez la femme. *Ann. des mal. des
org. génit. urin.*, 1897.

Estrabaut. — Les faux urinaires. *Thèse*, Paris, 1899.

Faugoin. — De la rétention d'urine d'origine nerveuse chez la
femme. *Thèse*, Paris, 1898.

Féré. — Les troubles urinaires dans les maladies du système nerveux et en particulier dans l'ataxie locomotrice. *Arch. de
neurolog.*, 1884, n° 20.

Fonguet. — Étude clinique sur quelques spasmes d'origine hystérique. *Thèse*, Paris, 1880.

Fournier. — Période préataxique du tabes. Paris, 1885.

Geffrier. — Étude sur les troubles de la miction dans les maladies
du système nerveux. *Thèse*, Paris, 1884.

Garceau. — Quelques affections de la vessie chez la femme. *Bos-
ton med. journ.*, 10 sept. 1899.

Genouville. — La contractilité du muscle vésical à l'état normal
et à l'état pathologique. *Thèse*, Paris, 1894.

Guépin et Grancourt. — Des fausses cystites. *Gaz. des hôp.*,
mars 1897.

Guyon. — Cliniques sur les prostatiques. *Ann. des mal. des org.
génit. urin.*, 1885.

—   Rétention d'urine de cause nerveuse et neurasthénie vésicale. *Ann. des mal. des org. génit. urinaires*,
1891.

—   Prostatisme vésical. *Ann. des mal. des org. génit.
urin.*, 1889.

—   Note sur l'anatomie et la physiologie pathologique de
la rétention d'urine. *Ann. des mal. des org. génit.
urin.*, 1890.

Guyon. — Les névropathes urinaires. *Ann. des mal. des org. gén. urin.*, 1893.

Hanc. — De la rétention d'urine. *Wiener med. Blatter*, 3 février 1899.

Hamilton. — Le traitement aseptique de la rétention d'urine. *Med. news*, 23 avril 1899.

Houillon. — Contribution à l'étude de la rétention d'urine traumatique ou post-opératoire. *Thèse*, Bordeaux, 1894.

Hamonic. — Cystite primitive chez la femme. *Ann. de méd. et de chir.*, juillet 1897.

Hartmann. — Des névralgies vésicales. Paris, 1889.

Janet. — Les troubles psychopathiques de la miction. *Thèse*, Paris, 1890.

Jacobs. — La vessie irritable chez la femme. *Polyclinique de Bruxelles*, août 1896.

Kops. — Un cas de prostatisme passé de la première à la troisième période d'une façon presque aiguë. *Ann. des mal. des org. génit. urin.*, 1898.

Launois. — De l'appareil urinaire des vieillards. Étude anatomo-physiologique clinique. *Thèse*, Paris, 1885.

Legueu. — Des relations pathologiques entre l'appareil génital et l'appareil urinaire chez la femme. *Ann. gén. urin.*, 1897.

Lebreton. — Des paralysies hystériques. Paris, 1868.

Mignet. — L'appareil urinaire chez l'adulte et le vieillard (étude anatomique, histologique et physiologique. *Thèse*, Paris, 1894.

Michon. — Fibrome de l'utérus. Rétention d'urine incomplète et pollakiurie. Myomectomie. Guérison. *Ann. des mal. des org. génit. urin.*, 1898.

Picard. — Pathogénie des troubles vésicaux observés dans le cours du cancer rectal et du cancer utérin. *Ann. des mal. des org. génit. urin.*, 1898.

Pasteau. — Trois cas de prostatisme vésical. *Ann. des mal. des org. gén. urin.*, 1897.

Récamier. — Athérome artériel prostatique chez un homme jeune. *Ann. des mal. des org. génit. urin.*, 1889.

Rémy. — Rétention d'urine chez les accouchées. *Revue méd. de l'Est,* 15 août 1897.

Rochet. — Les vieux qui urinent mal, causes de leur dysurie, variétés cliniques. *Prov. méd.,* 8 mai.

Routier. — Rétention d'urine chez la femme. *Ann. des mal. des org. génit. urin.,* 1894.

Recht. — De la miction chez les femmes en couches. *Thèse,* Paris, 1894.

Rochard. — Rétention d'urine. *Dictionn. encyclop. des Sciences méd.,* 1886.

Rochet. — De la dysurie sénile. Paris, 1899.

Strong. — Exemple d'affections vésicales rares chez la femme. *Ann. des mal. des org. génit. urin ,* 1890.

Skène. — Diagnostic et traitement des affections urinaires chez la femme. *Amér. jour. of obs.,* mars 1898.

Zukerkandl. — De la vessie irritable chez la femme. *Ann. des mal. des org. génit. urin.,* 1894.

CHARTRES. — IMPRIMERIE DURAND, RUE FULBERT.